不調が改善！

「おなか白湯《さゆ》もみ」健康法

三宅弘晃［著］
「ハラ揉みわごいち」院長

寺田武史［監修］
医師／「アクアメディカルクリニック」院長

ワニ・プラス

はじめに

「長生きできるおなか」を手に入れましょう！

私は大阪の本町という街に「わごいち」という整体院を開業して、人のおなかをもむ仕事をしています。この職業を「ハラ揉み（はらもみ）」と呼んでいますが、毎日黙々と延べ数万時間、数千人のおなかをもみ続けて今年の２０２１年で20年を迎えます。

「ハラ揉み」は特殊な技術で、胃や腸などおなかの中の不調だけでなく、腰痛や肩こりなどもおなかをもむことで解消していきます。

例えば左の肩こりだったら胃をもみます。右の肩こりは肝臓をもみます。腰は腎臓や腸をもみます。こういうやり方をしている整体院やクリニックは、ほかにはないと思います。

一般的に肩こりであれば、肩の筋肉がこっていると考えます。腰痛は腰の筋肉や骨の異常を疑います。ですから肩や腰をもんだり、湿布を貼るなどの治療をするのです。

しかしそういう治療を続けて、根本的に治ったという人がどれだけいるでしょう？治ったと思っても、また再発したり、ぶり返したりしていないでしょうか。それを「治った」と考えるか、考えないか、そこに人間のからだと向き合うこの仕事の面白さがあるように思います。

私の仕事は「おなか」の意味を皆さんに問いかけることです。「おなかって何だろう？」と考えてもらうことです。

考えてみれば、からだの中でおなかほど特別な部位はありません。

私たちは1人の例外もなくお母さんのおなかの中から生まれてきました。お母さんのおなかの中で最初にできるのは「腸」だと言われています。この小さなおなかの中身が生まれ、骨ができ、脳ができ、手足ができ、命の形となって、世界に産まれ出てきたのです。

私たちは毎日おなかの中の内臓に栄養を摂りこみ、からだを作り、活動するエネルギーを得ています。おなかがなくては1秒たりとも生きてはいけません。

私たちは生まれてからずっと、このおなかと一緒にいます。そしておなかと一緒に終わりを迎えるのです。

さて、本書のテーマは「長生きとおなか」です。健康で長生きをするにはどうすればいいか、その方法を皆さんにお伝えする本です。

長生きをするためにはどうすればいいかという問いへの答えは非常にシンプルです。「おなかを止めない」ことです。

おなかの中の内臓が動いているということは「生きている」ということ。

おなかの中の内臓が止まるということは「死ぬ」ということ。

ですから、できるだけおなかが止まらないようにする、おなかの中の内臓を正常な状態に戻して活性化させる、そのために内臓の傷や炎症を抑えるのが長生きの秘訣です。

私はこの世で最もたくさん人のおなかをもんできた人間だと自負しています。

毎日毎日おなかをもんできた多くの方の症例から、どうすればおなかが元気になるのか、逆にどうすればおなかが弱ってしまうのかということについて熟知しています。

この本でお伝えする「おなか白湯《さゆ》もみ」は、そんなハラ揉み師である私が考案した、とっておきの「おなかセルフケア」メソッドです。

温かいお湯を飲んで、おなかをもむだけ。1回3分から5分程度と時間もかからず、簡単で気持ちいいので、無理なく習慣化が可能です。続けるほどにおなかもからだ全体も元気になっていくのが実感できます。

おなかをもんでいると「ごきゅごきゅ」や「ぎゅるぎゅる」という音が聞こえてきます。ご自身のおなかにそっと触れながら、ぜひ「おなかって何だろう?」と考えてみてください。

普段はあまり気にもかけない自分のおなかがだんだんと愛おしくなってくるでしょう。もっと大事にしてあげよう、かわいがってあげようという気持ちになるはずです。

それこそが本書で伝えたい「おなか長生き」の秘訣です。

もくじ

第2章 【図解】「おなか白湯もみ」のやり方……31

第3章 「おなか白湯もみ」の〈5つの反応〉と〈5つの効果〉……73

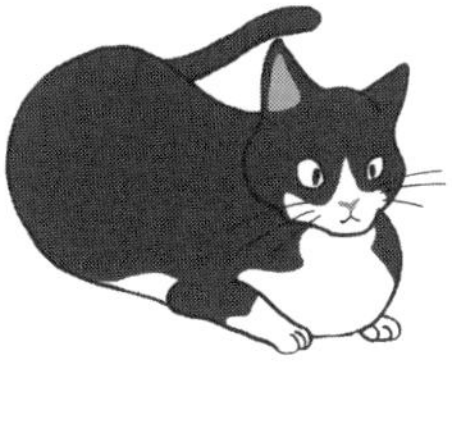

本書が目指す理想のおなか

本書で紹介する「おなか白湯もみ」で目指す理想のおなか。

それは、**〈温かくて、柔らかくて、すっきりへこんだおなか〉**です。

こういうおなかの中では、内臓が元気に働き、消化も活発で、血流もよい状態です。

このおなかを持っている人は、病気知らずで元気に歳《とし》を重ねています。

反対に、**〈冷たくて、固くて、張っているおなか〉**はよくないおなかです。

こういうおなかの中は、内臓が下垂し、炎症がたくさんあり、血液も汚れています。

このおなかを持っている人は、疲れやすいし、病気にもかかりやすく、また治りにくい。

「おなか白湯もみ」は自分で自分のおなかを元気にすることができるセルフマッサージ法です。

「おなか白湯もみ」でおなかが元気になると、全身に力がみなぎり、頭の働きもよくなります。いつも元気で人にやさしくなれます。

世界が元気と笑顔で包まれますように。あなたが元気で長生きできますように。

第1章

「おなか白湯もみ」で目指すからだ作り

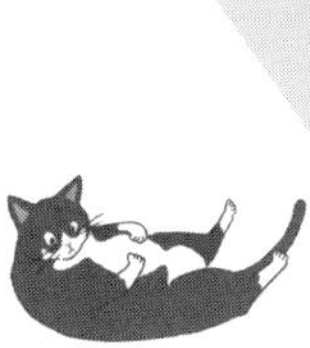

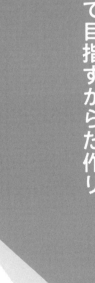

頑固な便秘！　下剤に頼らず改善する方法は？

「もう何十年も便秘だから体質だと諦めて下剤を飲んでいる」

「なかなか便が出なくて、トイレでいきんで、やっとウサギの糞のような……」


ひと口に便秘といっても、その症状はさまざまです。毎日多少でもお通じがある人もいれば、２週間に1回程度しか出ない人、便秘が続いたあとに下してしまう人などなど。

また便秘だけでなく下痢に悩む人も多いですね。

最近多いのが**「かくれ便秘」**です。

これは私がつけた名前ですが、少量の便通が1日に何回もある人です。本人は快便だと思っていますが、おなかをもんでみると腸の中には便やガスが詰まっています。一度に全部出し切る力がなくて、ちょっとずつガスや便が何度も出るのでやっぱり便秘です。

メタボ体型の人やおならがよく出る人は「かくれ便秘」の可能性大です。

このようにさまざまなお通じの不調がありますが、共通しているのは腸の中に便やガスが溜まっていること。いつまでもそれを抱えていれば便秘、耐え切れずに一気に出てしまうと下痢です。お通じが悪い人は、常におなかに不要物を抱えて生きているから、腰も重くなるし、お肌もくすみます。

お通じをよくしておなかをスッキリさせるにはどうしたらいいでしょうか。

その答えは、おなかです。**「腸」ではなく、「腸を含めたおなか全体」を整えることです。**

なぜなら便秘は「腸」だけでなく「胃」にも問題があるからです。胃の働きが悪い人は未消化の食べ物が腸に行きますから、腸が詰まってしまいます。

私は何千人ものおなかをもんできて、お通じの悪い人は腸だけでなく、胃も硬くなっていることに気がついたのです。

本書で紹介する**「おなか白湯もみ」**は、おなかの中のすべての内臓に働きかけ、本来の機能を回復するメソッドです。胃も小腸も大腸も温めながらもみほぐしていきます。

人に言えない頻尿、尿もれ！　内臓を上げて改善する

「夜中に何回もトイレで目が覚める」
「年々トイレの回数が増えて、1回の量が減ってきた」
「笑ったりくしゃみをしたときに思わずおしっこがもれてしまった」

こんなことを言って、私のもとに通いはじめた患者さんがいます。50代の女性です。
「先生、最近私、尿もれするようになってきて、結構悩んでて。でもまわりの人は誰もそんなこと言わないから不思議に思って、そっと聞いてみたの。そうしたら10人のうち5人が、『**実は私も尿もれで悩んでたの**』って。みんな恥ずかしいから隠してるのよね！」

人はさまざまな体調不良の悩みを抱えていますが、人に言える不調と言えない不調が確かにあります。尿もれや便もれなどは、他人や医者には相談しにくい不調ですよね。

私の仕事はおなかをもんで、からだの不調をなくすこと。おなかをもんでいると、尿も

れの人たちに特有の共通点があることがわかります。それは**「内臓下垂」**です。

世間一般では骨盤底筋群という筋肉の老化が、尿もれの原因とされています。確かに間違ってはいませんが、それが一番の原因ではありません。

骨盤底筋群のトレーニングをしても尿もれが治らない人が少なからずいるのは、それが本当の原因ではないからです。


日本人は内臓が全体的に下がっている人が多く、内臓の一番下にある膀胱は、内臓下垂の影響を直接的に受けます。**下がってきた腸に膀胱が押しつぶされるのです。**

だから膀胱が圧迫されてひん尿になったり、くしゃみの瞬間に尿がもれたりするのです。

尿のトラブルを解消するには、膀胱の環境を整えねばなりません。それはつまり内臓下垂を解消していくしか道はないのですね。

冒頭のエピソードの女性も内臓下垂を解消して、尿もれはなくなりました。

ひん尿、尿もれは解消できる不調です。

おなかと骨盤を整えると足腰の痛みもなくなる！

「足腰が弱ってきて、身長も年々縮んでいく」

「ひざが痛くて病院で湿布薬をもらっても、効いているのかどうかわからない」

「お医者さんにはそろそろ股関節の手術と言われているけど、どうしても怖い」

街の整形外科は、ひざや腰、股関節の痛みを抱えた高齢者でいつも混んでいます。

痛みはじめの頃は、湿布薬や注射でなんとか痛みをしのいでいますが、徐々にそれも効かなくなってくると「そろそろ手術しましょうか」とお医者さんとの相談がはじまります。

誰しも自分のからだにメスなど入れたくないし、人工関節のように自分の骨を金属と入れ替えるなど想像するだけで怖いものです。それでも痛みがだんだんと増してきて、寝ても覚めても痛みに苦しむようになると**「手術」**を考えざるをえなくなります。

しかし果たして、ひざや腰の痛みには手術しかないのでしょうか。いつまでも自分の骨と筋肉で歩き続ける人生を送ることはできないものでしょうか。

私はおなかだけでなく、ひざや股関節の施術も行いますが、手術をしなくても改善する方法があります。**ポイントは胃腸のガスと骨盤です。**

胃腸にガスが溜まっている人、あるいは内臓全体が下がっている人は、下腹部の密度が高くなり、骨盤を押し広げてしまいます。

骨盤が本来の状態よりも広がってしまうと、腰や股関節の動きが悪くなり、ひざや足首まで悪影響が出ます。これが腰痛やひざ痛を引き起こしているのです。

いわば、**ひざ痛や腰痛は内科の領域でもあるのです。**でも多くの人は、整形外科でひざや腰だけしか治療しないから、なかなか治らないとも考えられます。

私はいつもひざや腰と一緒におなかを整えていきます。

おなかと骨盤を同時に整えれば、足腰の痛みは消失していくケースが多いのです。

「そういえば最近、腰が痛くなくなった」と患者の皆さんが口を揃えるのは、おなかから、からだを整えたから。**胃腸のガスがなくなって、骨盤が締まってきたからです。**

おなかを元気にすれば、腰痛やひざ痛を防ぎ、いつまでも達者な足腰を守っていけます。

寝ても抜けない「慢性疲労」は肝臓・腎臓の働きの低下

「とにかく一日中からだがだるくて、ソファーで寝てしまう」
「朝起きても昨日の疲れが残っている感じがする」
「休みの日は何もしないで寝て過ごすだけ」

長年いろいろな方のからだの悩みに向き合ってきましたが、最近の傾向として、「からだが疲れて、まともに動けない」と訴える人が非常に増えてきたように感じます。

1日頑張って家事や仕事をすれば疲れるのは当然ですが、その日の疲れは夜寝ている間に回復して、次の日はまた元気に朝を迎える、そんな毎日が理想ですよね。

しかし実際には、今日の疲れが次の日に、そしてさらに次の日へと持ち越されて、疲労が次第に蓄積していく方が多いのです。これが**「慢性疲労」**です。

こうなってくると体力も低下し、免疫力も落ち、病気にもかかりやすくなります。

新しい病気が出てくるたびに怯えて生活しなくてはならなくなります。何より毎日の生活が楽しくありません。からだも気持ちも重くなる一方です。

疲れやすい人たちのおなかに触れると、1つ共通の特徴があります。それはいわゆる**「沈黙の臓器」**と呼ばれる内臓たちが硬くなっていることです。具体的には、**肝臓と腎臓**です。肝臓と腎臓は、血液を解毒・浄化し、正常な状態に保つ働きをしています。したがってこれらの内臓が硬くなると、全身の細胞に汚れた血液が行きわたってしまいます。これではからだ全体が疲れてしまうのは無理もないことですね。

「沈黙の臓器」と呼ばれるだけに、**健康診断でも異常が見つかりにくい肝臓と腎臓**。しかし自覚症状がなくても、これらが密かに傷んでいる人は非常に多いのです。疲れやすい、いくら寝ても疲れが抜けないときは、肝臓と腎臓の不調を疑ってください。**「おなか白湯もみ」**は、血液の循環をよくするのと同時に、肝臓と腎臓を浄化し、からだの芯から疲れを解消してくれます。

手足の「冷え」と顔の「のぼせ」をおなかから整える

「手足の先の冷えがつらくて痛くて」
「手足は冷えて、顔はほてって汗が噴くの」
「急に冷えたりほてったりする」

気温に関係なく冷えたり、ほてったり。血行が悪い人の特徴のひとつに、若い頃は**「冷え性」**、歳をとると**「冷えのぼせ」**の悩みが増えることが挙げられます。

冷え性は、冷たいのを通り越して「痛み」になることもあります。寝るときに布団を何枚もかぶって、湯たんぽをしないと冷えて眠れないという方も大勢いらっしゃいます。いわゆる**「末端冷え性」**ですが、そういう人は、からだの末端だけでなく、おなかも冷たいものです。

冷えのぼせは、高齢の方からよく寄せられる悩みです。全身の体温はほぼ一定のはずなのに、手先や足先だけ冷えて、顔は熱くて汗をかくという不快な症状。これは血行不良に加えて、自律神経の働きが乱れている証拠です。

冷え性改善法でよく聞くのは手足を温める方法や半身浴ですが、これらでは根本的な解決になりません。なぜなら、**血行不良は手足ではなく、おなかから発生しているからです。**

おなかの真ん中には多くの血管があり、たくさんの血液が流れていますが、血行不良の人はおなかの中の血管がまわりの臓器に圧迫されて血流が悪くなっているので、からだの末端まで届いていかないのです。

また、冷えのぼせの原因となる**自律神経の乱れは、「交感神経」と「副交感神経」のバランス**だということが知られています。しかしおなかの中がガスや炎症だらけの人は「副交感神経」を働かせることができません。

第３章で説明しますが、状態の悪いおなかの中にはガスと炎症がたくさんあります。これらが内臓にとって慢性的なストレスとなり、からだがリラックスしにくくなるのです。

血行不良も自律神経の乱れも「おなか白湯もみ」で改善することができます。

口臭、加齢臭、実は意外な臭いの発生源

「40代から加齢臭ってきつくなると聞いたけど……」
「口臭って自分ではわからないけれど、もしかしたら私も……」
「家族から『臭い』と言われてしまった」

歳をとるにつれて、からだのあちこちから**体臭**が発生する可能性が高まります。しかも自分が発する臭いは自分自身ではわかりにくいという点も困ったものです。

自分では気がついていないのに、まわりの人に指摘されたらやっぱり恥ずかしいし、あからさまに臭そうにされたりすれば、とても悲しく切なくなります。

臭いは人間の本能にダイレクトに響くので、自分の体臭にはやはり気をつける必要があります。

私が人のおなかをもむときに「臭い」はとても大事な要素だと考えています。

特に**胃の炎症はそのまま口臭となります。**その臭いの種類によって胃炎の度合いさえわかるくらいです。軽い胃炎の人、ひどい胃炎の人、胃潰瘍がある人、胃がんに冒されている人、それぞれの臭いは違います。それほど、**口臭は大事な健康管理の指標となるのです。**

読者の皆さんに知っておいていただきたいのは、口臭は口の中の異常とは限らないということです。むしろ「胃の炎症が臭っている」口臭というものが相当数あります。

ですから口臭が気になったら、歯周病だけでなく胃の病気も疑ったほうが賢明です。

また**加齢臭**についても私は原因をほぼ特定できています。**それは肺と皮膚から出る老化した細胞由来のガスです。**歳をとると全身の細胞が老化していきます。この細胞の老化が実年齢以上に進み過ぎると一種の腐敗状態となり、悪臭を伴うガスが発生します。

このガスが血液の循環によって肺や皮膚に行き着き、体外に排出される。これが加齢臭の原因だと私は考えています。

おなかをもんでいくと、口臭も加齢臭もなくなっていきます。これは胃炎が解消され、細胞の老化にも歯止めがかかるからです。ぜひ皆さんも体験して実感してください。

気になるウエストサイズはおなかの内側からデトックス

「ウエストがきつくて昔の洋服が着られない」
「痩せているのにおなかだけポッコリしている」
「ひざも痛いし糖尿だし痩せないといけないんだけど」

おなかをもむ仕事をしていると**「ダイエットしたい」「おなか痩せしたい」**という相談も受けます。全身はスッキリしているのに、おなかだけポッコリな人の悩みも多いです。また健康診断で血糖値や脂肪肝などの数値が悪く、「本気で痩せないとまずい」という方もいらっしゃいます。やはり健康と体形には深い関連があると思い知らされます。

ところで長生きするためには、太っているほうがいいのでしょうか。痩せているほうがいいのでしょうか。私は**「やや痩せている」ことが長生きの秘訣**だと考えています。

特にぜい肉や便が溜まっているおなかは、病気がちで長生きしにくくなります。

すっきりしているおなかのほうが、元気で長生きできるのは間違いがありません。

「おなか」はからだの中でも痩せにくい部位の1つですが、「おなか痩せ」は、「お白湯を飲んでおなかをもむ」ことで実現できます。

おなかポッコリの原因は「皮下脂肪」「ガス」「内臓下垂」「内臓脂肪」の4つなのですが、「おなか白湯もみ」は、特に「ガス」に働きかける力があるからです。

ガスが溜まった胃腸にお白湯を流し込んでもむことで、ゲップやおならという形にしてガスを抜きます。お白湯は間もなく血中に吸収されて、ガスの抜けた胃腸が残ります。

もちろん腸の中に溜まった老廃物や便の排泄も促します。

また温かいお白湯と手によるもみほぐしは、**腹部の「むくみ」を流し出す効果**があり、毎日続けることで、だんだんとおなかのむくみがなくなっていくのです。

さらにもみほぐすことで**内臓の癒着が徐々に解消され、内臓下垂も軽減していきます。**

これは**「下腹ポッコリ」**に悩む方に非常に効果があります。

「おなか白湯もみ」で健康で長生きを実現しましょう！

以上の効果はすべて私が**「ハラ揉み」**という、おなかをもむ仕事を続けてきた中で実際に確認してきたものばかりです。

おなかの中は目で見ることができませんし、腕や顔のように傷や痛みを敏感に感じることが難しい部位です。だから私たちはあまりおなかの中を気にせずに暮らしていますが、実際には傷つき病んでいます。そしておなかの中から病気が生まれてきているのです。

本書で紹介する**「おなか白湯もみ」**は、このおなかの中の傷や痛みを自分自身で改善していくことができるオリジナルメソッドです。

とはいえ、決して難しいものではありません。そんなに努力がいるわけでもありません。ズボラな私が考えた、ズボラな私でもできる方法です。どうぞ気軽に試してみてください。

「おなか白湯もみ」は、おなかをもむ**「30分前」**と**「直前」**にお白湯を飲むのが基本です。

30分前に飲んだお白湯は、もむときには小腸から吸収されて全身の血管をめぐっています。このお白湯によって血管および腎臓、肝臓などの掃除をするのです。特に腎臓が汚れている人にとって、この温かいお白湯を循環させながら腎臓をもむ効果は大きいと考えられます。

さらに**直前に飲んだお白湯は胃と腸の内部を掃除します。**お白湯を入れた状態でもむことで、胃壁や腸壁についた老廃物を効果的に洗い流していくのです。胃腸の中でタプタプと揺れるお白湯と、外側からもむ手の振動によって、胃や腸の中を刺激します。

タイミングをずらして2回お白湯を飲むこととおなかもみによって、手を入れることが難しい内臓や血管の内部の汚れや老廃物が洗い出されていき、最終的に尿や便となり排泄される。これが「おなか白湯もみ」による内臓と血管のデトックス効果です。

では、次の第2章でいよいよ実践してみましょう！

第2章

【図解】「おなか白湯もみ」のやり方

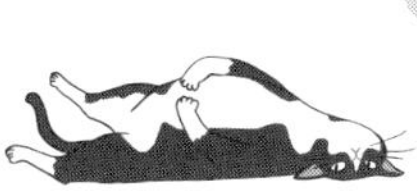

「おなか白湯もみ」をはじめましょう！

おなか白湯もみはとても簡単なおなかセルフケア方法です。
お白湯を飲み、横になって、手順通りに3～5分間おなかをもむだけです。
道具もいりません。特別な技術も必要ありません。ただお白湯を飲んでおなかをもめば、あなたのおなかが温まって、だんだん元気に動き出します。

「おなか白湯もみ」のやり方

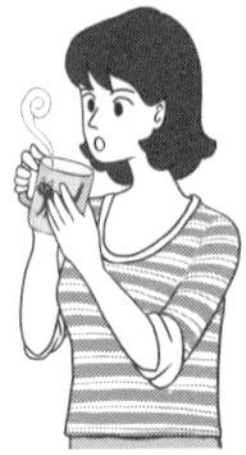

50～60度くらいの温度のお白湯を「おなか白湯もみ」の30分前に飲みます。

↓

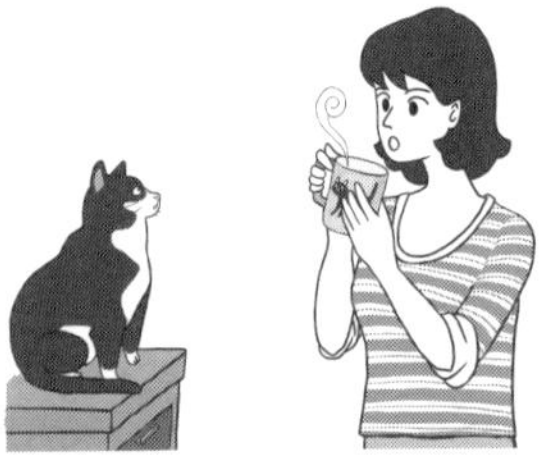

開始直前にもう一度お白湯を飲みます。量はどちらも180cc程度でOK。

↓

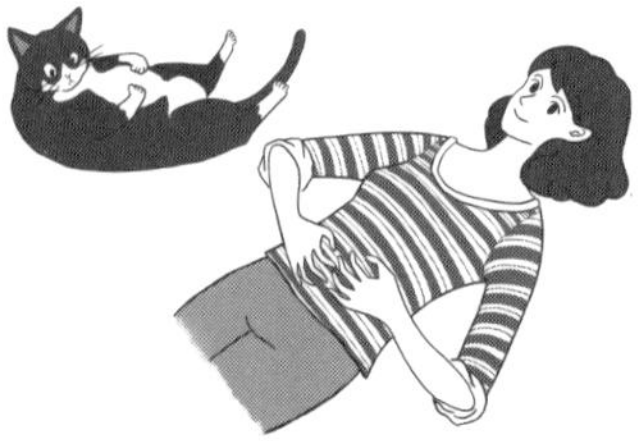

39ページからの写真解説を読んでから、おなかをもむだけ！

お白湯を用意する

まず、お白湯を用意しましょう。50〜60度くらいが適温です。量は好みでかまいませんが、１８０〜２００ccくらいが平均的な量です。お白湯は「おなか白湯もみ」の開始30分前とはじめる直前の２回、飲んでください。その理由は28ページで解説した通りです。

「おなか白湯もみ」を行うときの体勢

「おなか白湯もみ」は平らな床の上であおむけに寝て行います。じゅうたんや畳の上でも大丈夫です。ひざを立て、足裏を床につけます。両手をだらんと下に伸ばし、脱力します。

「おなか白湯もみ」のカウントと呼吸

「おなか白湯もみ」を行うときは、心の中で「1、2、3、4、5、6、7、8」とカウントをしながらもみましょう。この8カウントを4回繰り返して1セットです。

また呼吸についてですが、1カウントごとに1回ずつ「はっはっはっ」と息を吐きます。吐くほうを意識すれば自動的に吸いますから、吸うことは考えなくて大丈夫です。

「おなか白湯もみ」の手の形

「おなか白湯もみ」の主な手の形は以下の4つです。実際にやっていくうち、すぐに慣れると思いますので、あまり難しく考えないで、写真と説明を見ておいてください。

1 手のひら（面でほぐす）

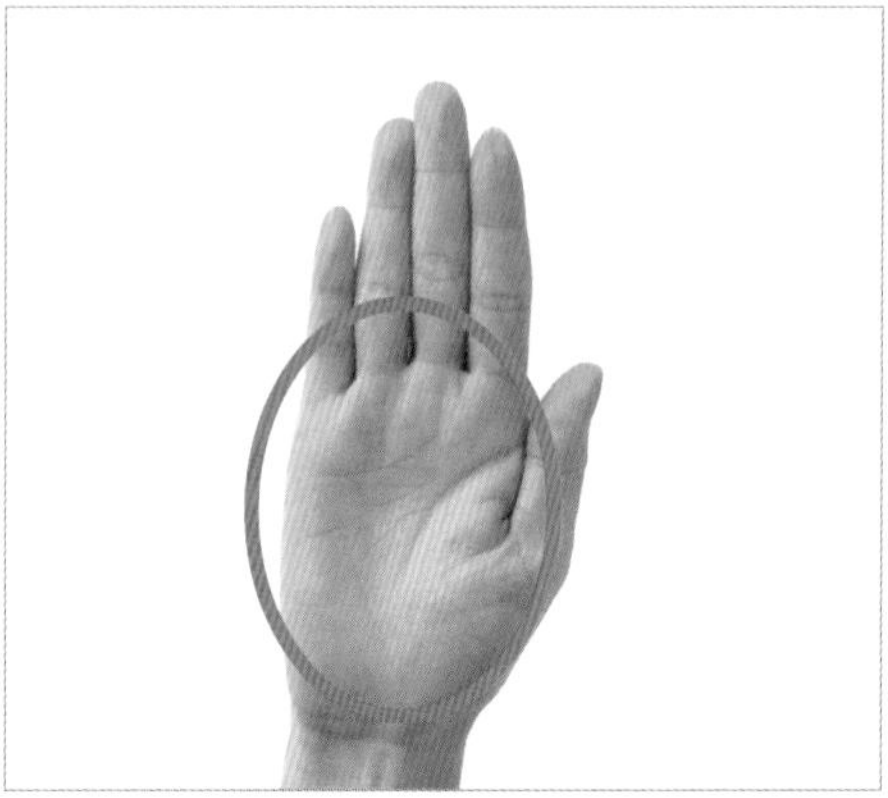

手のひら全体、あるいは一部を使ってもみます。広く全体的にさするとき、大きくもみほぐすとき、密着させてゆらすときの形です。

2 指のはら（点でほぐす）

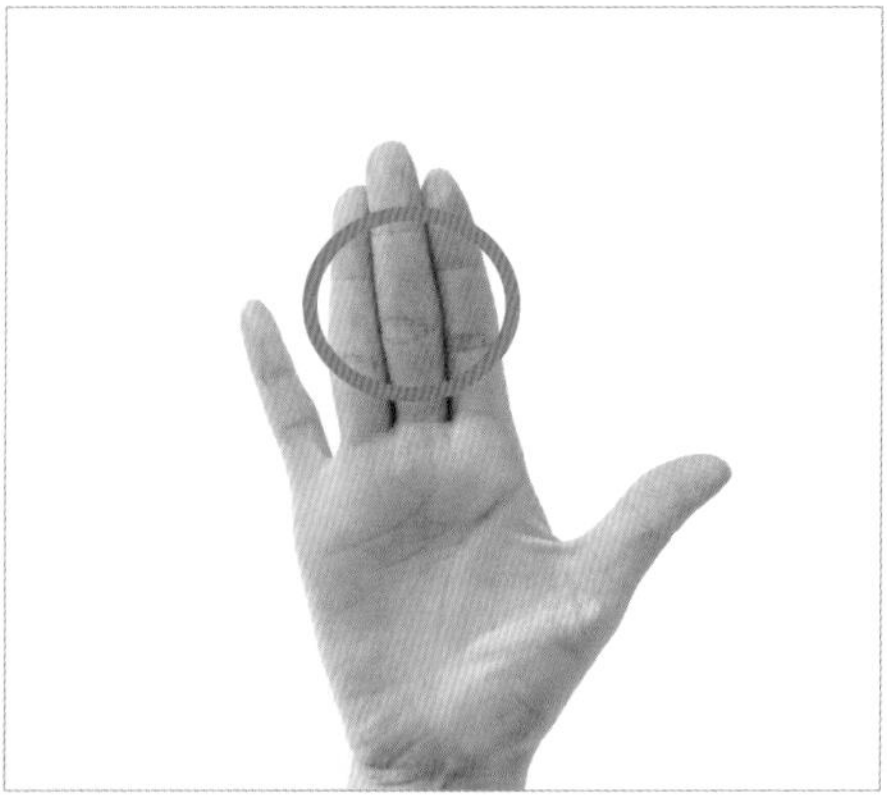

３本の指のはらを使って内臓の一部をもむときの形です。爪や指先で刺すようにもまないこと。指の第１、第２関節のはらでもみます。

3 小指のへり（線でほぐす）

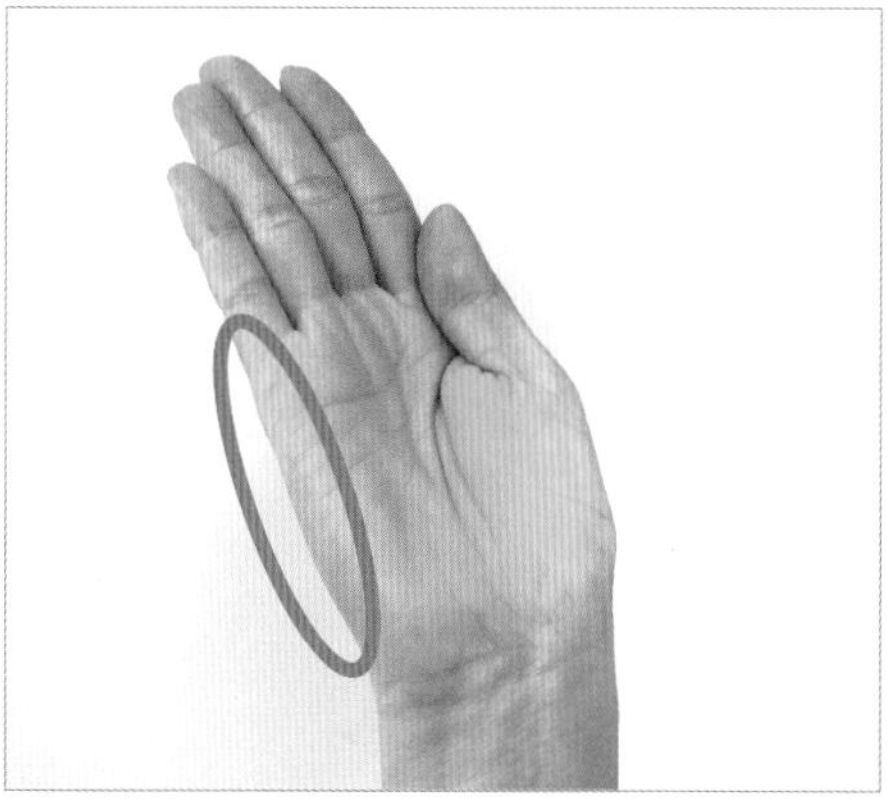

小指側のへりを使ってほぐすときの形です。骨盤の際の大腸など、ほぐす対象が線の形状をしているとき、この小指のへりを当てて、押したりゆらしたりしてほぐします。

4 空洞（空気でほぐす）

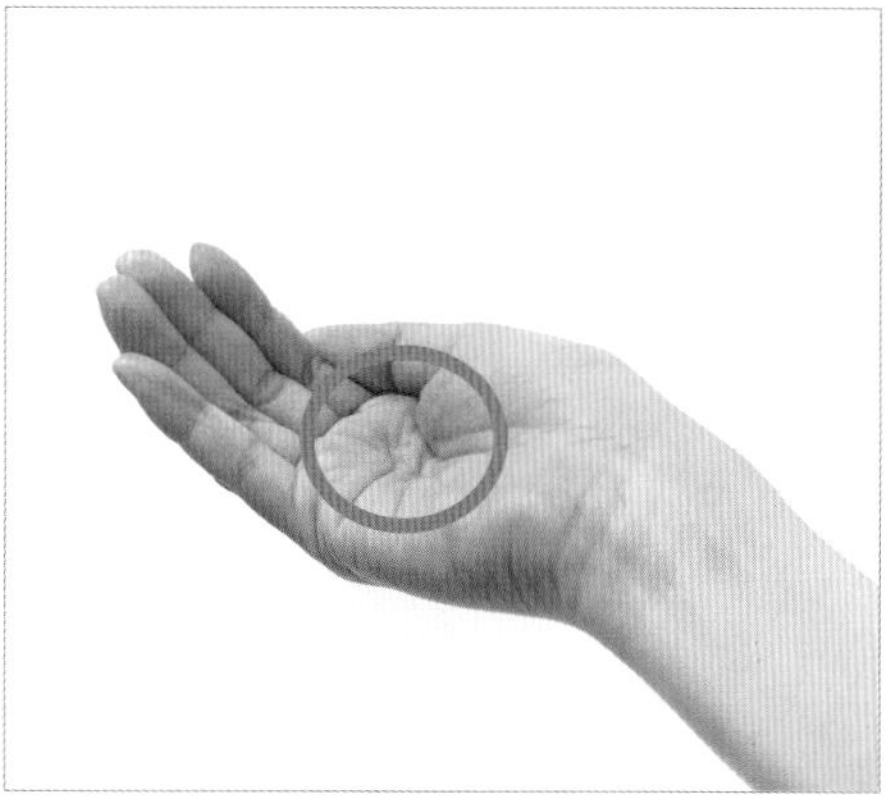

手のひらをお椀状にします。少し特殊なテクニックですが、「おなか白湯もみ」では小腸をもむときに使います。また腎臓をもむときは、この「空洞」の手の甲側でほぐします。

「おなか白湯もみ」で使う道具は自分の手だけです。それ以外の器具は使いません。人間の手はさまざまに形を変えながら、ほぐす対象に合わせた動きをすることができます。はじめはぎこちなくても、慣れてくればきっとあなたにとって最高の道具になってくれます。

「おなか白湯もみ」の手の動き

「おなか白湯もみ」の際の基本的な手の動きは以下の4つです。これも手の形と同じくやっているうちにすぐに慣れますので、さらっと読んでおいてくだされば結構です。

1 ゆらし

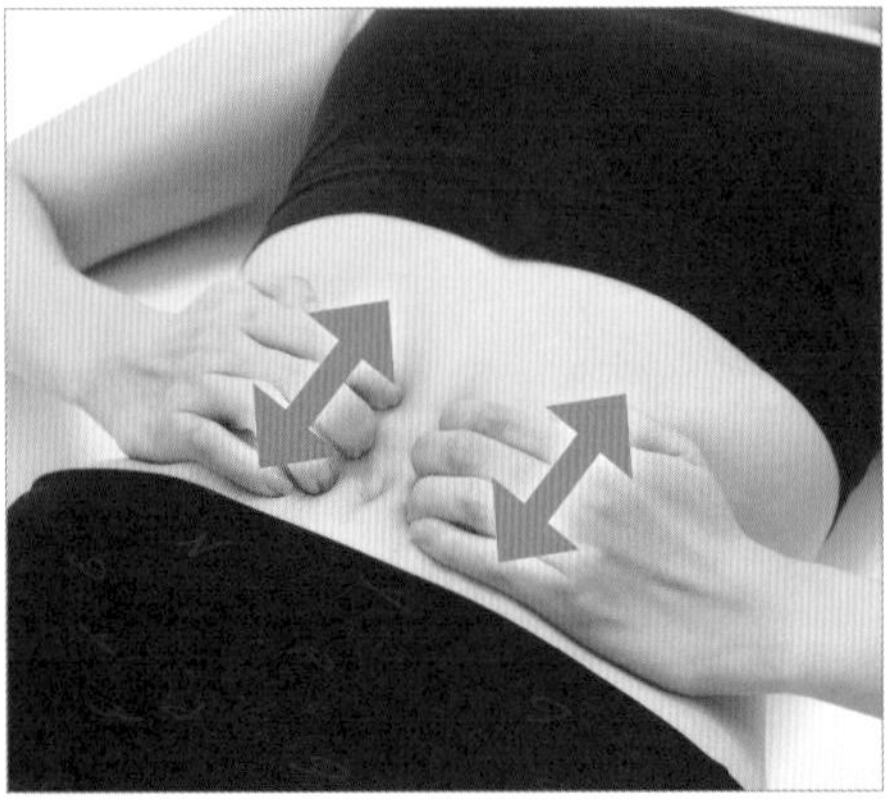

手を当てておなかをゆらします。「小腸のおなか白湯もみ」で使います。内臓を大きくゆらしたいとき、おなか全体の血流やリンパの流れをよくしたいときなどに効果的。

2 もみ

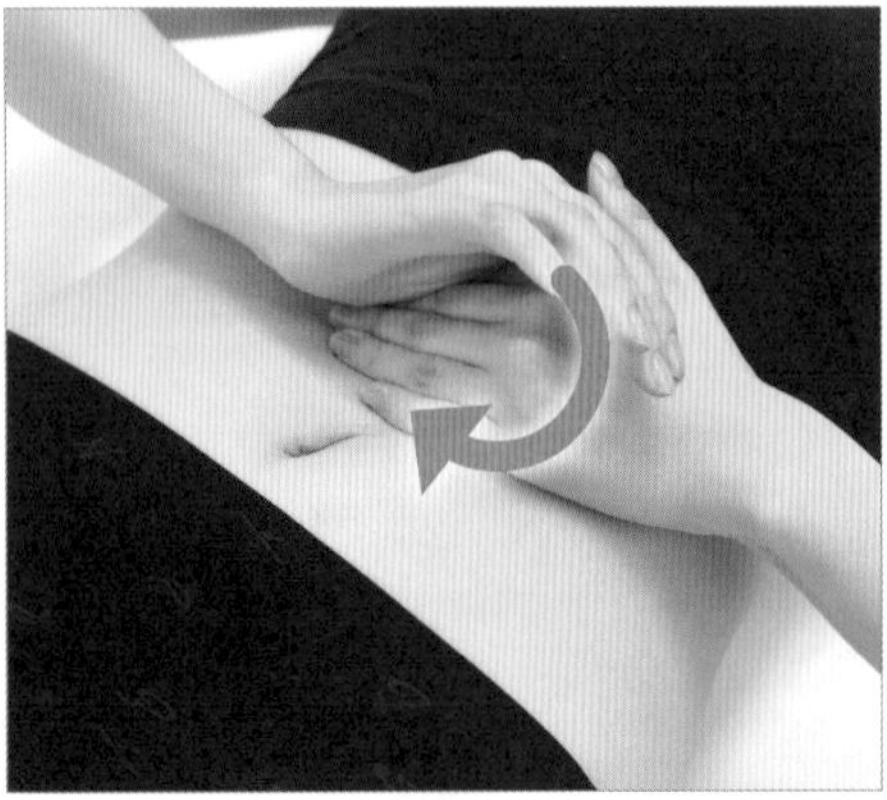

おなかに少し指を入れ込み、深めにもむテクニックです。胃、胆のう、大腸のはらもみの際に活用できます。痛くなく、力が入り過ぎない程度のもみがベストです。

3　さすり

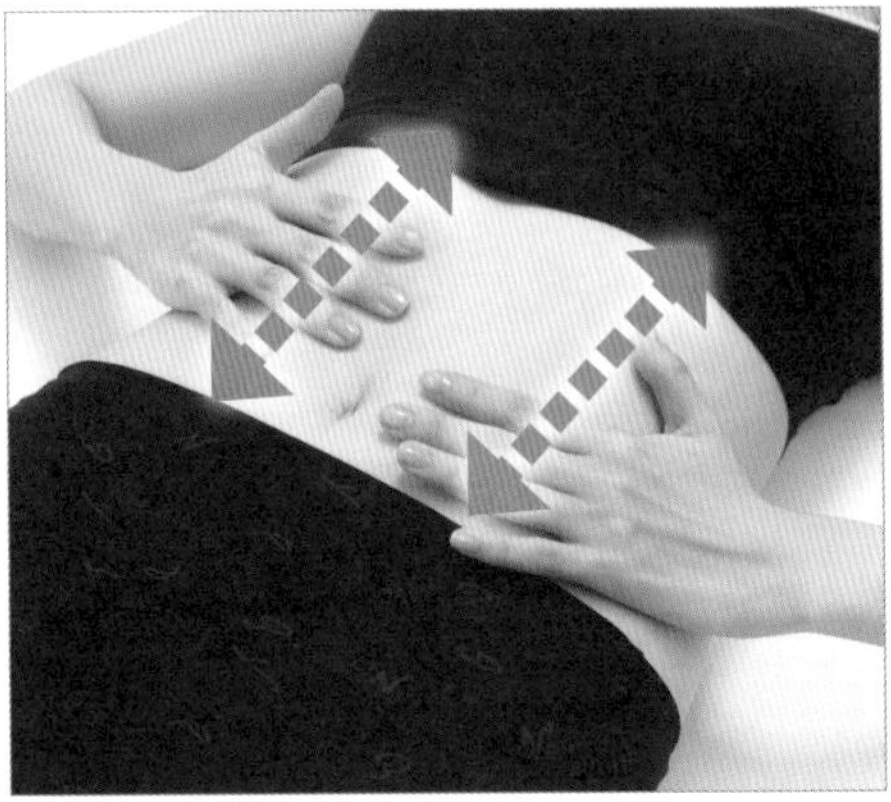

「おなか白湯もみ」を行う前のウォーミングアップや、「おなか白湯もみ」後のクールダウンに。また途中で「力んでしまったな」と思ったら、いったんリセットするために使うのもおすすめです。

4　押し

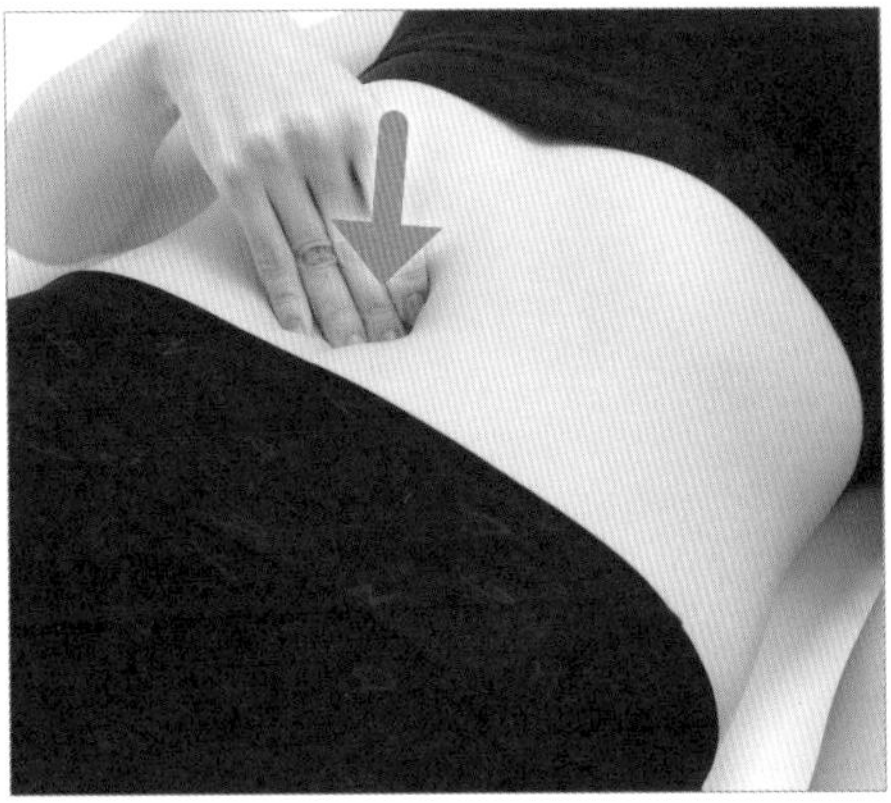

手のひらや指のはらや小指のへりで圧をかけることを「押し」と言います。慣れてきたら「押し」てから「ゆらし」をかけていくなどの応用にもチャレンジしてみましょう。

すべてのテクニックに共通する注意事項は、「肩や腕を力ませないこと」。デリケートなおなかを力任せにもんでも、効果がないばかりでなく、手や肩が疲れてくたびれてしまいます。無理にほぐそうとしないで、ゆらゆらと揺らすことを心がけるとよいでしょう。

「おなか白湯もみ」でほぐせる臓器

「おなか白湯もみ」で直接ほぐせる臓器は、「①腎臓」「②胃」「③胆のう」「④大腸」「⑤小腸」「⑥膀胱」の6つ。また間接的に働きかけられる臓器は、「すい臓」「肝臓」「子宮（前立腺）」です。

また、循環器関係の疾患を患っている方、開腹手術をした方、がんなど重篤な病を患っている方は「おなか白湯もみ」を行えない可能性があります。

以上の方を含め、何らかの治療を受けている方は、事前に主治医にご相談ください。

「おなか白湯もみ」で直接ほぐせる臓器

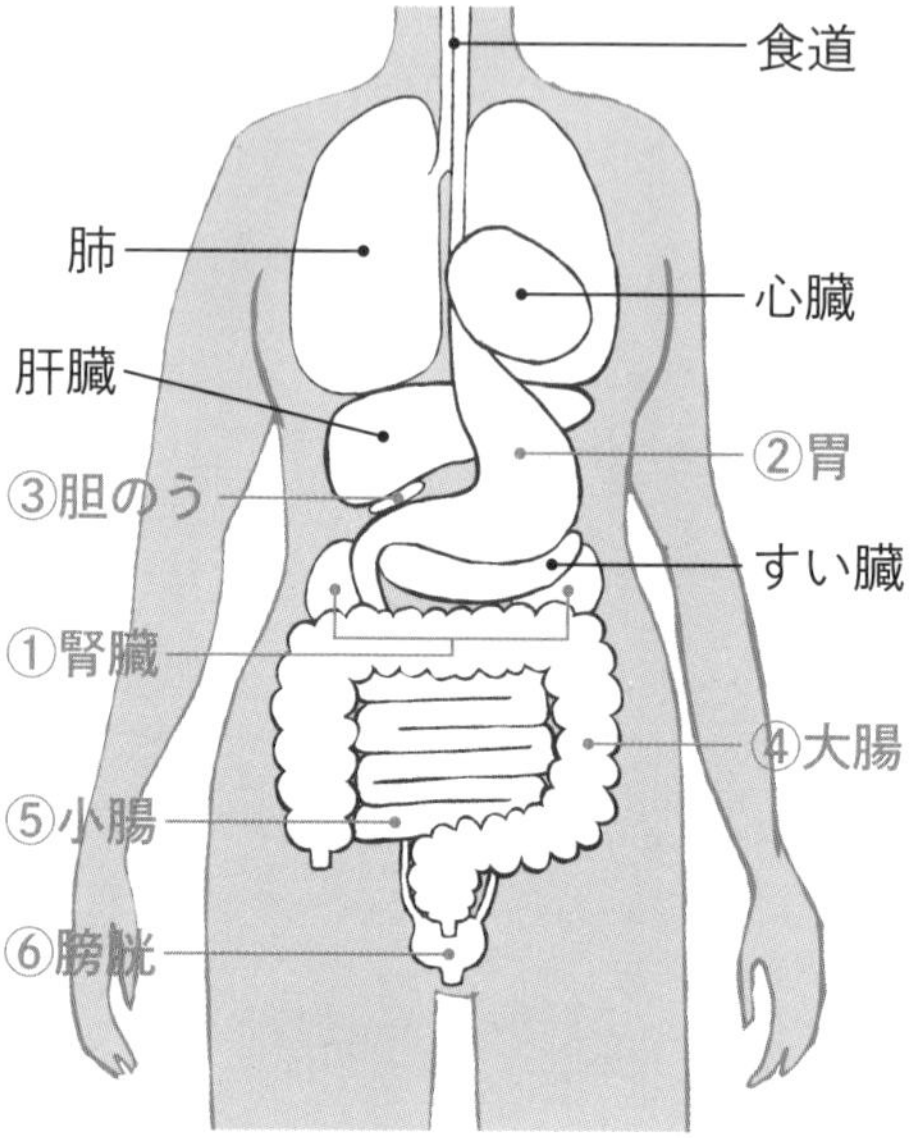

写真で解説！「おなか白湯もみ」

では、「手の形」と「手の動き」を理解したところで、いよいよ「おなか白湯もみ」をはじめましょう。「6つの部位（内臓）別のおなか白湯もみ」がありますので、順番に紹介していきます。所要時間は全部で3～5分ほどです。

①腎臓もみ

「おなか白湯もみ」の中で腎臓だけは背中からもみます。なぜなら腎臓はおなか側ではなく背中側にあるからです。

腰の少し上あたり、左右にひとつずつ腎臓があります。ここに「手の形[1]手のひら」もしくは「手の形[4]空洞」の手の甲を当て、立てたひざを左右にゆらし、ゆれの柔らかい振動でほぐします。この際に背骨や肋骨に手が当たらないように気をつけてください。

1カウントで左右に1回ゆらします。これを8カウント×4回行います。

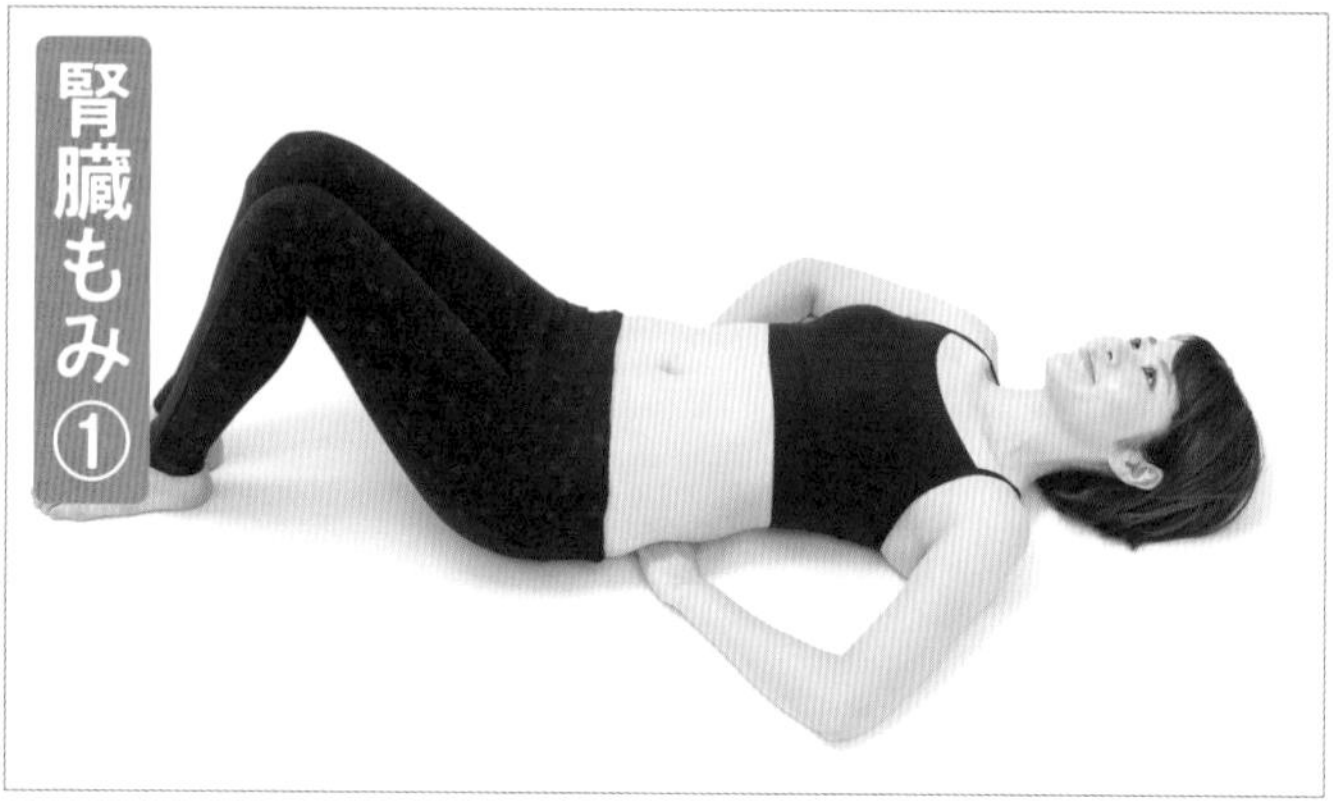

平らな床の上にあおむけに寝て、両ひざを立てる。「手の形1手のひら」または「手の形4空洞」で腰に当てる。このときの手のひらは床側、手の甲は背中に当たっている状態。

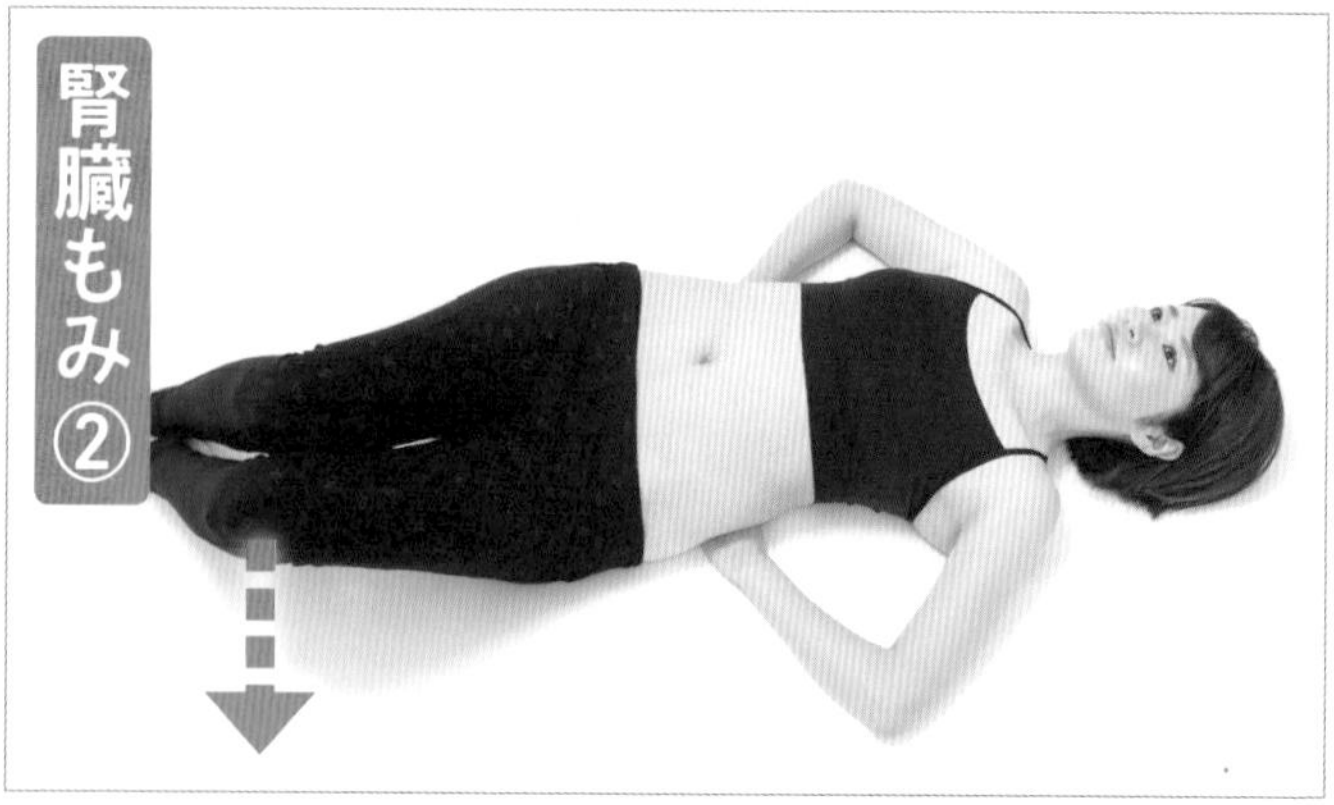

そのままゆっくり両ひざを揃えたまま左右にゆらす。体勢が崩れない程度に深く、ゆっくりと揺らしながらカウントする。手は動かさない。

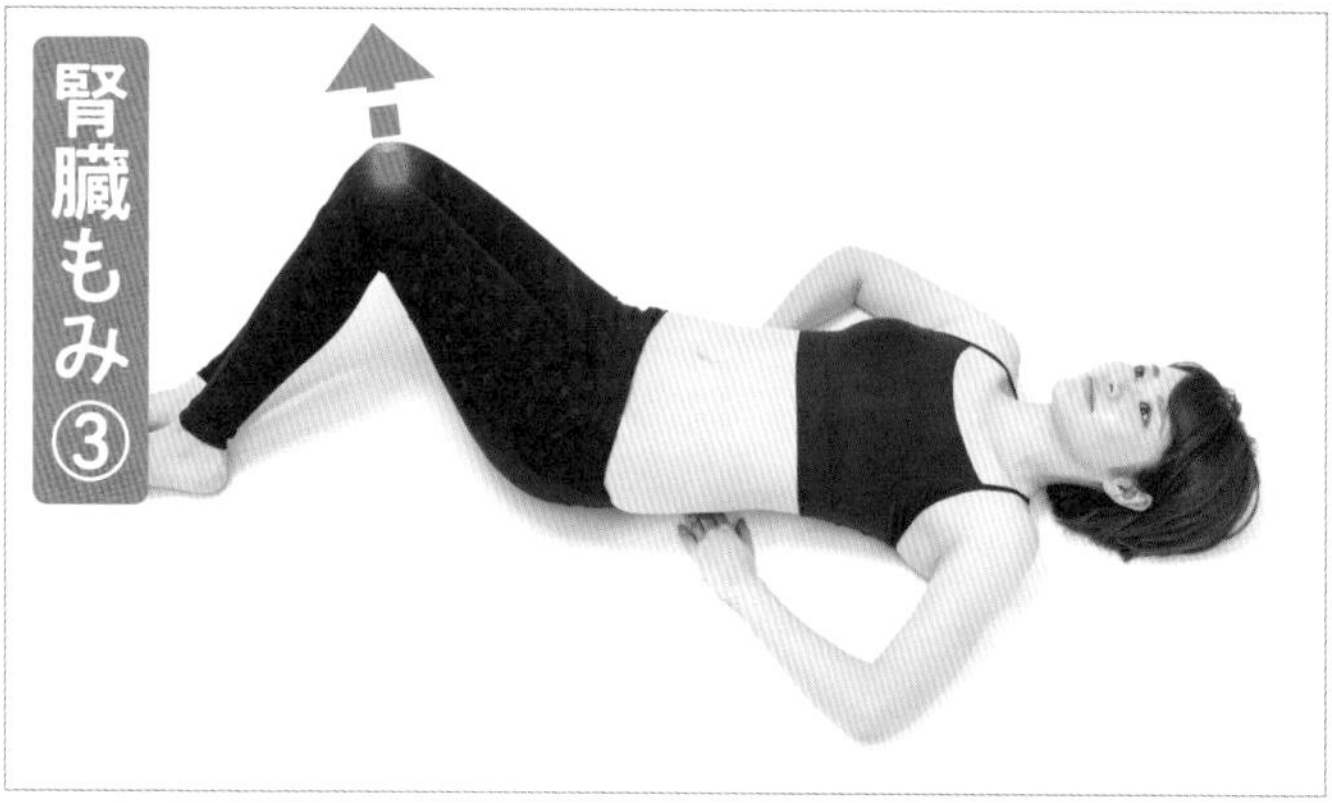

からだのゆれの振動によって、手の甲が背中側から腎臓を刺激する。刺激が強すぎる場合には手の甲を平たくして刺激を軽減する。

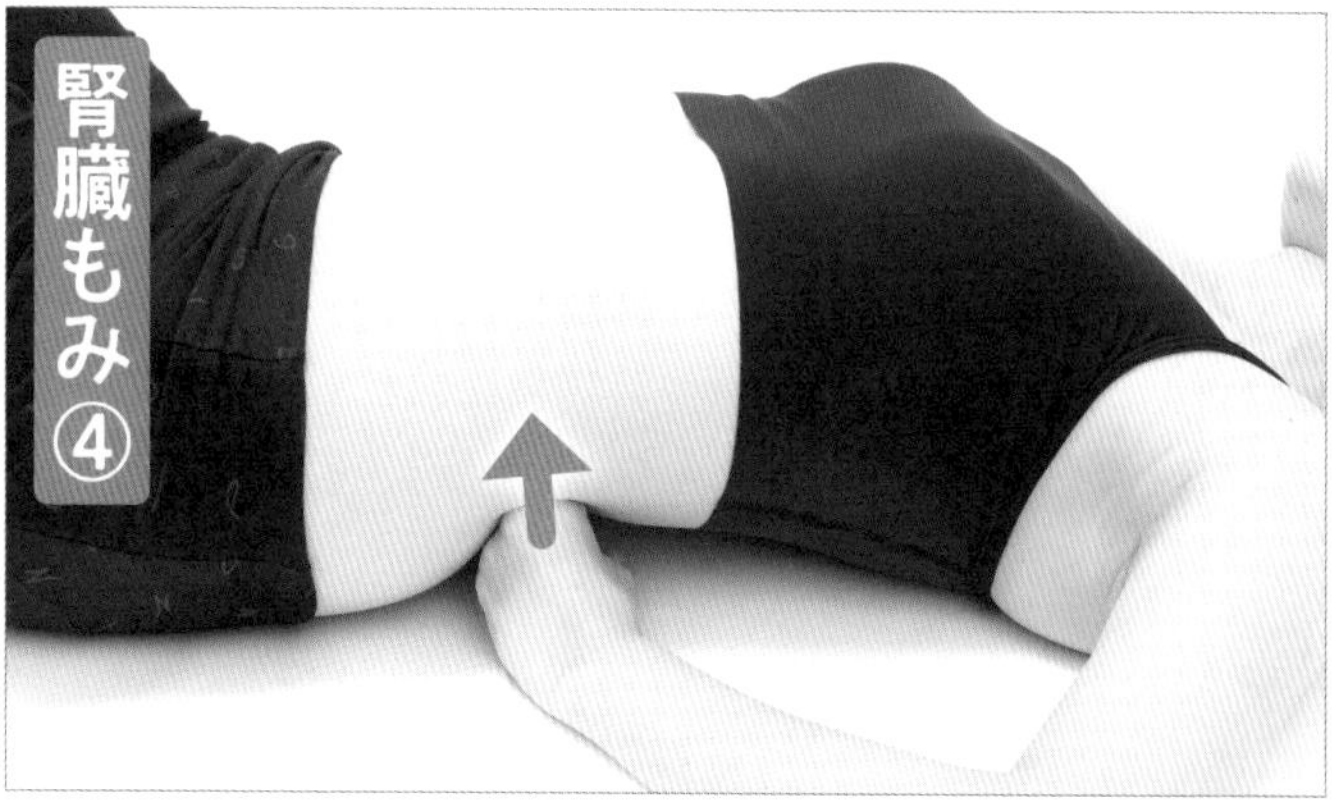

手応えを感じないときは手の甲を高くして刺激をコントロールする。ただし痛みが出ないように加減すること。また背骨や肋骨に手が当たらないように注意。１セット（左右のゆれ８カウント×４回）を続けて行い、終わったら腰から手を引き抜き、からだの横に伸ばして少し休む。

「腎臓もみ」に限らず「おなか白湯もみ」全般にいえることですが、痛みを感じるほど強く行ってはなりません。腰に痛みが生じるようなら手の形を調整して「気持ちよさ」を追求しましょう。またぎっくり腰などでもともと痛みがあるときは控えましょう。

ポイントは手を動かさないこと。手は同じ位置でキープし、からだをゆらしてほぐす。痛すぎず、弱すぎず、心地よい圧を背中に感じるように手の甲の高さを調節しましょう。

はじめに「腎臓もみ」で背中側をゆるめておくことで、その後のおなか側の「おなか白湯もみ」が行いやすくなります。

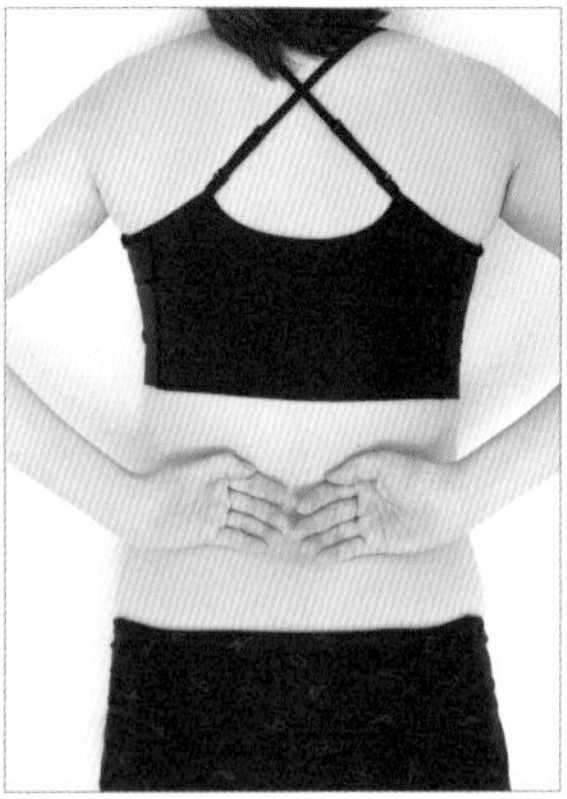

背中側から見た手の位置と形。ちょうど腰の反りのところに手を差し入れます。

②胃もみ

次は「胃もみ」です。「胃もみ」はおなか側から内臓をもみます。

胃の位置は左肋骨の下あたりです。ここに右手の３本の指の「手の形②指のはら」で面を作って当てます。面の大きさは５００円玉よりひと回り大きいくらいのイメージです。決して指先で一点集中にならないよう気をつけてください。また右手には一切力を入れず、ただ手を当てておくだけにします。

両手を重ね、指のはらを使って８カウント×４回もみます。おなかの奥に向かって垂直に押すのではなく、肋骨の奥に隠れている胃を少しだけおへそ方向に引っ張り出すようにもむのがコツです。こうすることで、胃全体の柔軟性を高めながら、もみほぐしていくことが可能となります。また、胃を動かすことで、すい臓も動かされてほぐれていきます。

注意点として、肋骨はもまないこと。骨密度の低い方は特に注意を。肋骨のへりをやさしくなめるようにゆっくりと胃をもみましょう。また、胃をもんでいてちくっとする痛みがあれば炎症の可能性があります。その場合は痛みが出ない範囲でやさしく全体をもんであげましょう。痛みが消えない場合や激痛を感じた場合は医師に相談してください。

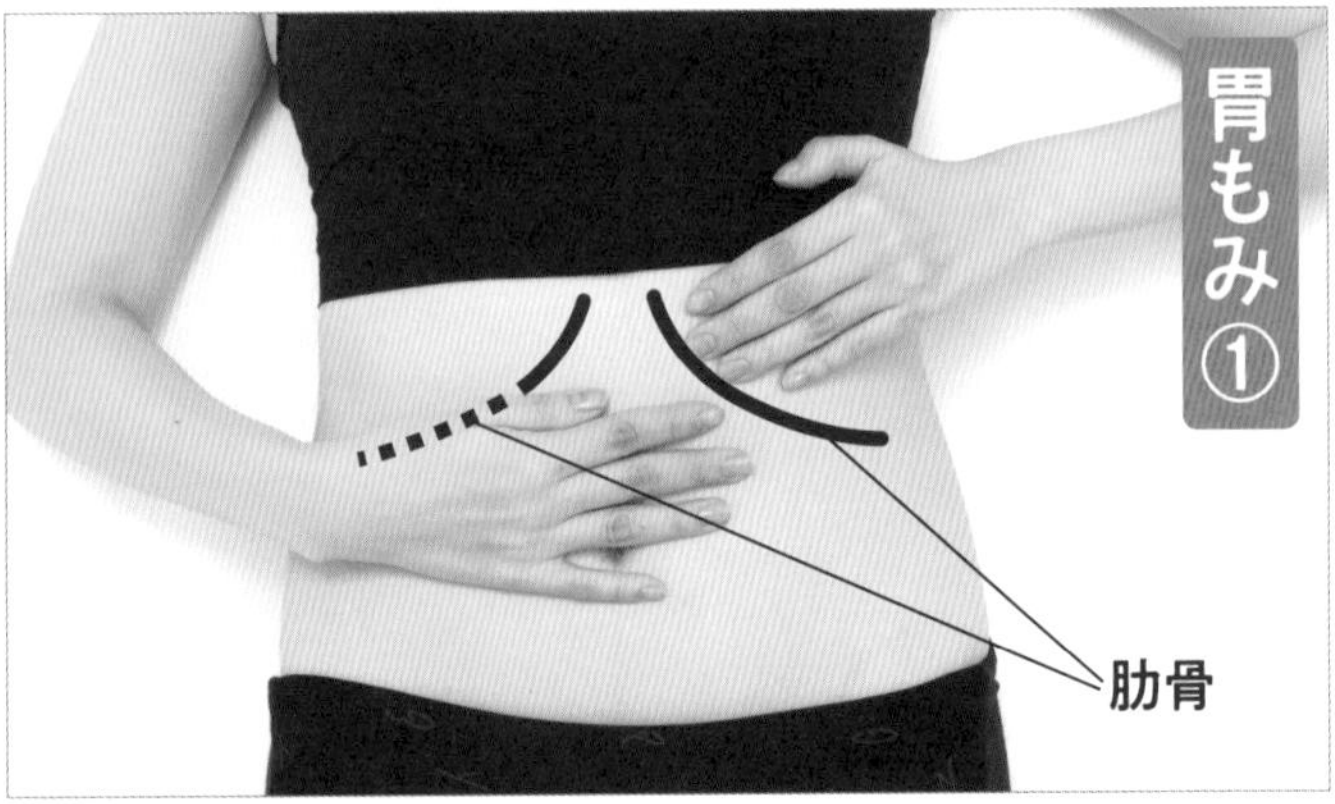

両手の指先で肋骨の位置と形を確認する（肋骨はみぞおちから「ハ」の字形になって左右の横腹に伸びている）。

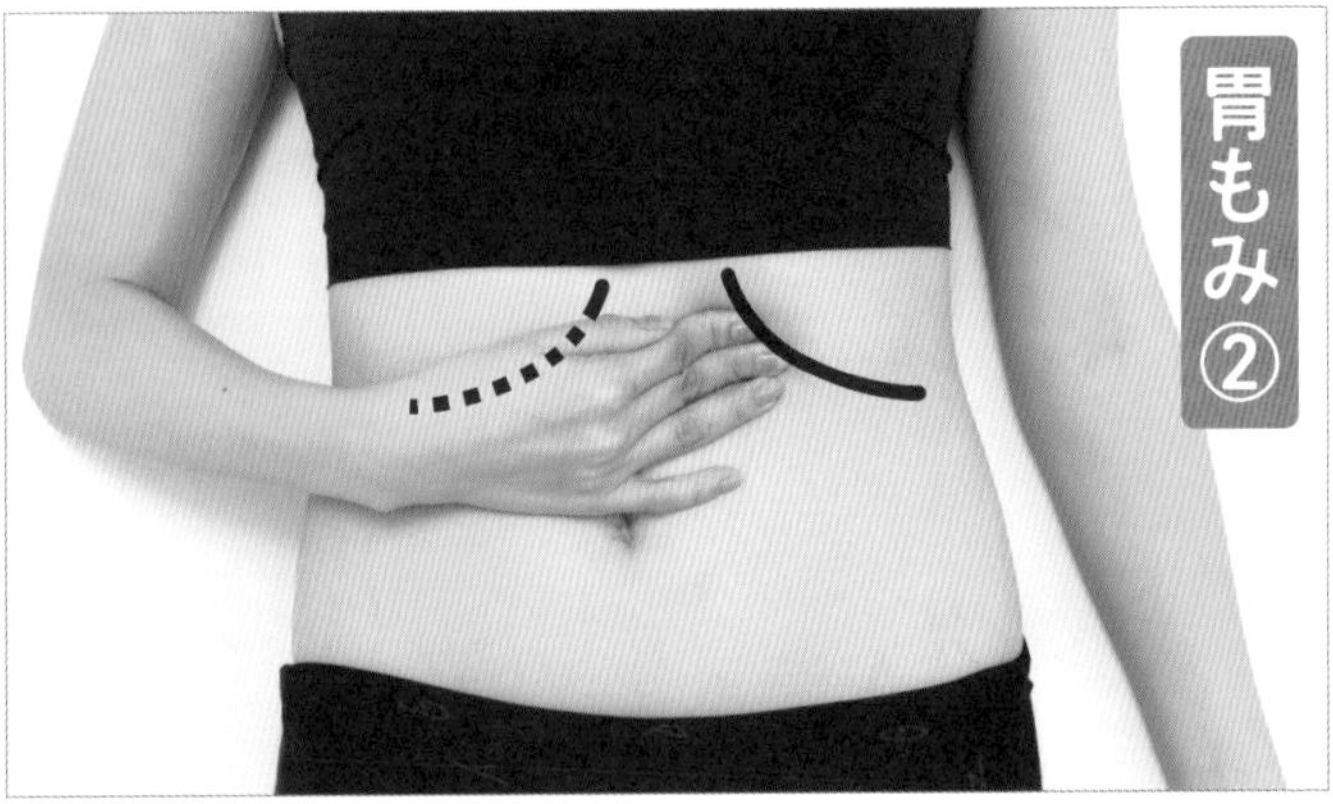

左肋骨のすぐ下（骨のないところ）に右手の「手の形2指のはら」を当てる。そのあたりの奥に胃があるので右手の指のはらで押さえておく。爪や指先は当てないようにする。

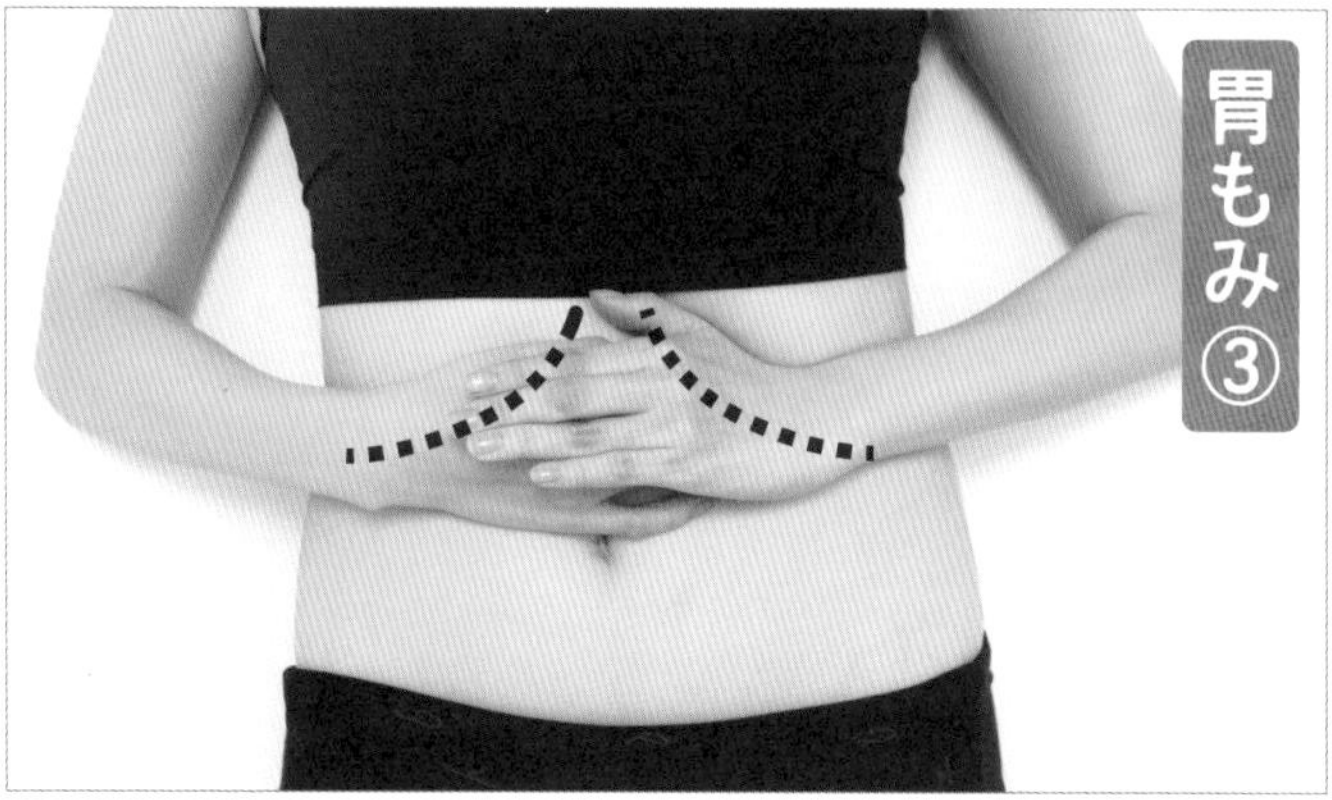

右手の上に左手を重ねる。胃を押さえている右手の指のはらの上に、左手の親指の付け根が当たるくらいがちょうどよい位置。

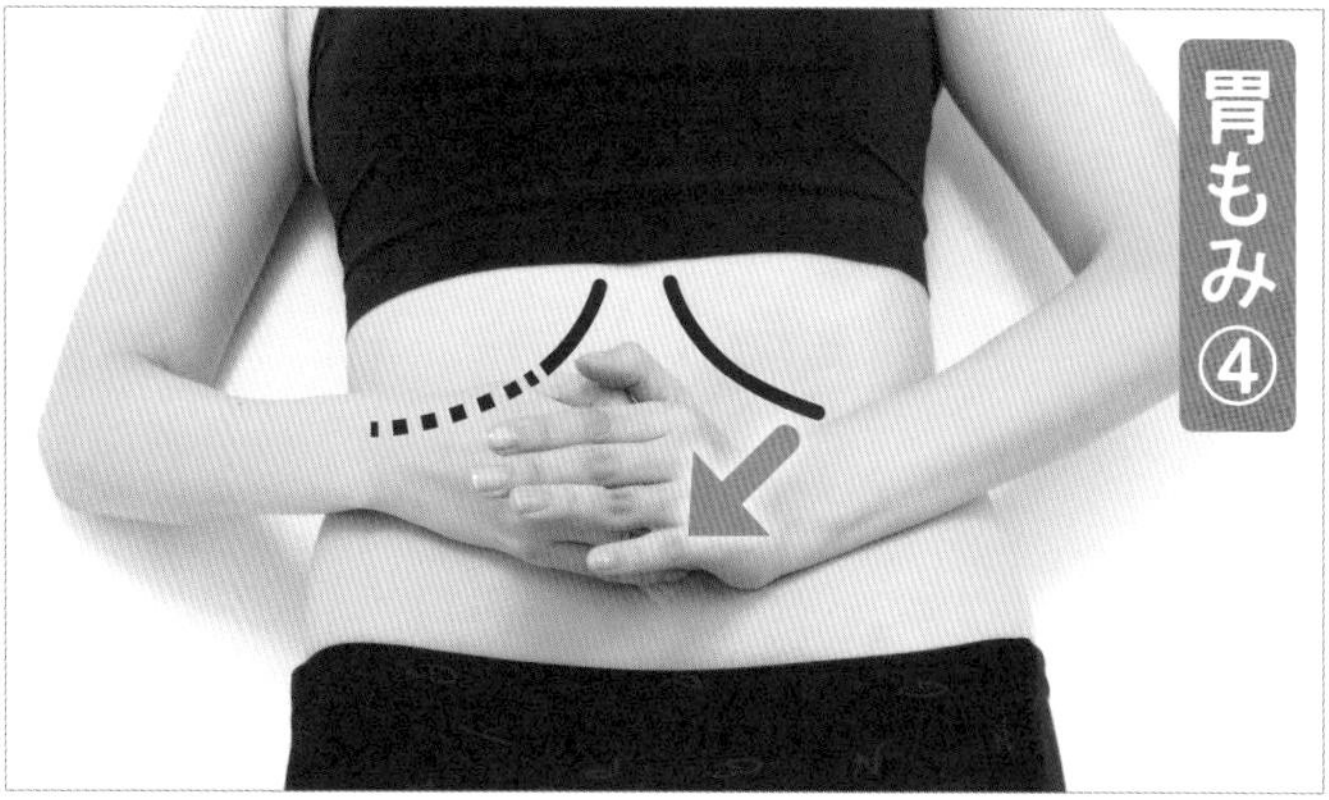

そのまま重ねた左手に力を加えて、右手ごと胃をおへそに向かって引き下げる。実際に胃の手ごたえがわからなくても、おなかのお肉を引き下げるように意識すれば効果は生まれる。１セット（もみ８カウント×４回）終わったら手をいったんからだの横に伸ばして少し休む。

「胃もみ」は両手を重ねて行いますが、下の右手にはまったく力を入れないのがコツです。力を加えるのは右手の上に重ねた左手だけにしてください。

左手全体で右手の「手の形2指のはら」を包み込むように、へそ方向に向かって押し下げます。皮膚が突っ張って伸びなくなったら軽く手を放して、同じ動きを繰り返します。

力加減はあまり強くする必要はありません。へそ方向に向かって、もみゆらしの刺激が胃に伝われば十分です。

胃の働きが悪い人は消化が不十分になり腸も悪くなっています。ですから「おなか白湯もみ」では、腸の前に必ず胃をほぐします。

ここがポイント！

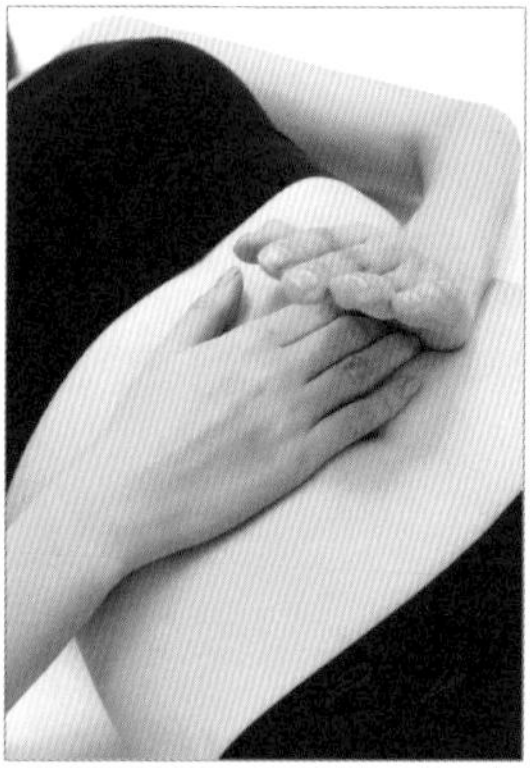

右手は置くだけ。重ねた左手で右手を押し下げるイメージで。

③胆のうもみ

「胃もみ」の次は「胆のうもみ」です。場所は「胃もみ」と左右対称の位置です。もむ動きも左右対称になります。右の肋骨の下からおへそ方向へ胆のうを引き下げるように、8カウント×4回もみます。

右の肋骨の少し下の部分に左手の指のはらを当てて、おへそに向けてもみます。「胃もみ」と同様に肋骨を押さないようにしましょう。

力任せに押すのではなく、手とおなかの肉をくっつけて一緒にゆらすのが正解です。

右の肋骨の下には、胆のう以外に十二指腸があります。また胆のうは胆管で肝臓とつながっています。「胆のうもみ」は十二指腸と肝臓にも働きかけてくれます。

特に肝臓は肋骨の中にすっぽりと隠れていますので、直接もむことはできませんが、この「胆のうもみ」を行うことで、間接的に働きかけることができるのです。

「自分が今、どの内臓をもんでいるか」を把握することは難しいものです。しかし詳細にはわからなくても、大きくゆらすことでちゃんと効果が出るので安心してください。

よほど経験を積まないと、自分が今どの内臓に触れているのかはわかりません。

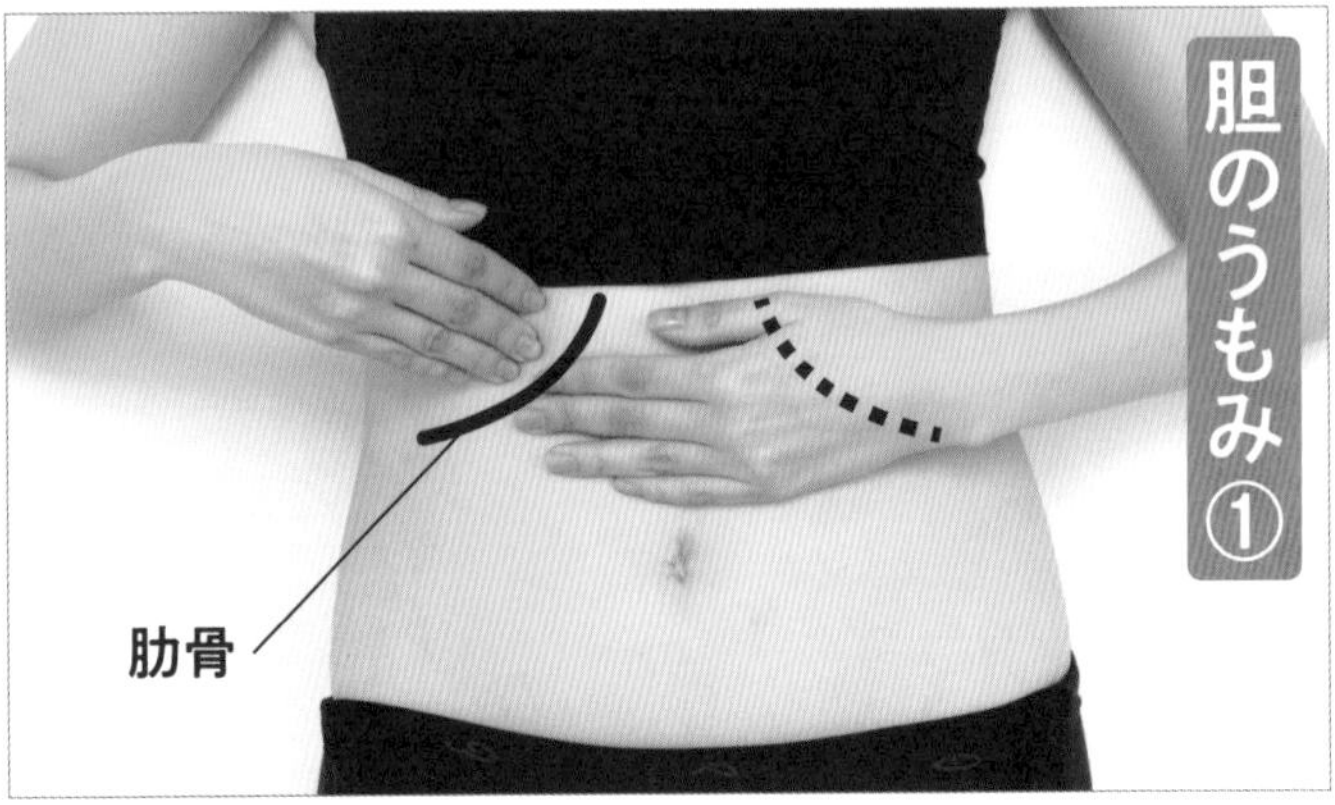

両手の指先で肋骨の位置と形を確認する。

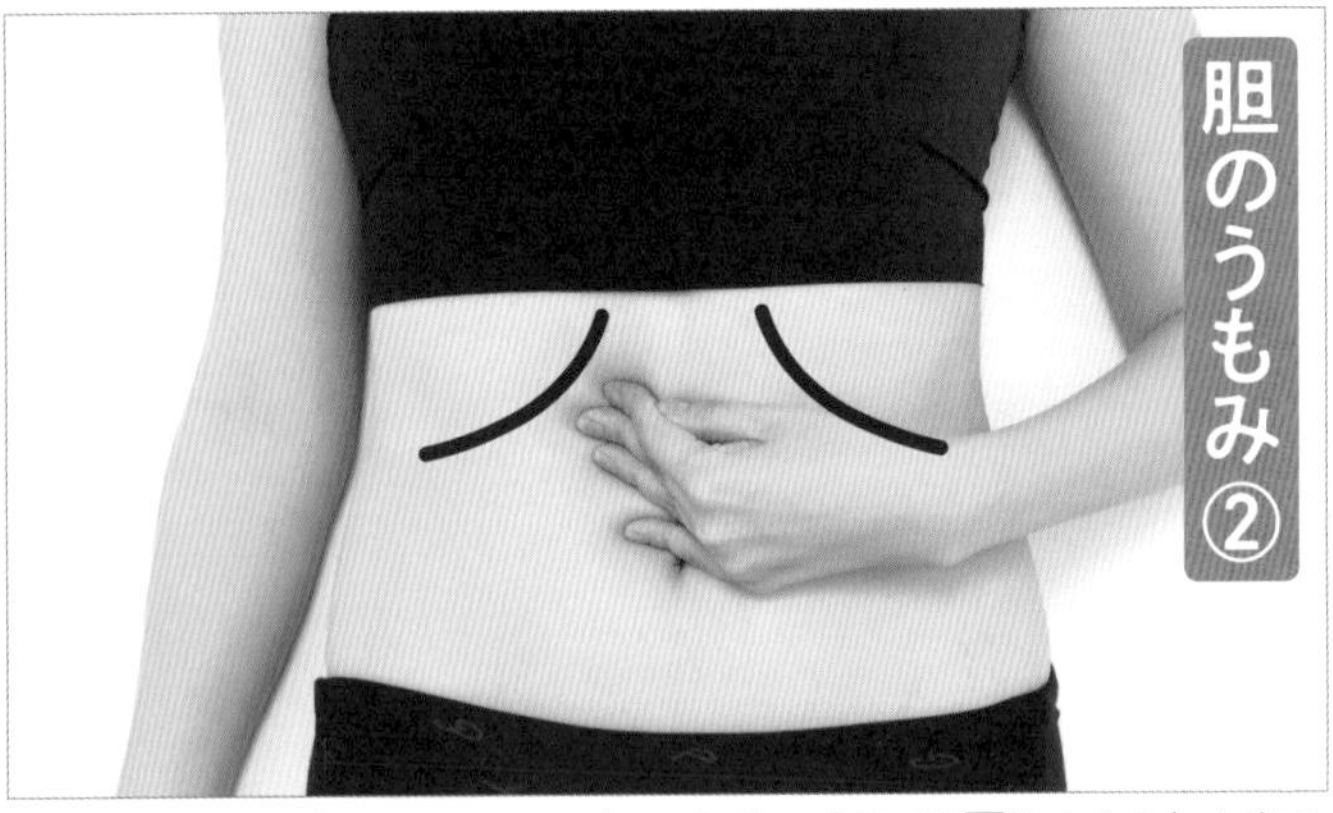

右肋骨のすぐ下（骨のないところ）に左手の「手の形2指のはら」を当てる。そのあたりに胆のうや十二指腸があるので左手の指のはらで押さえておく。爪や指先は当てないようにする。

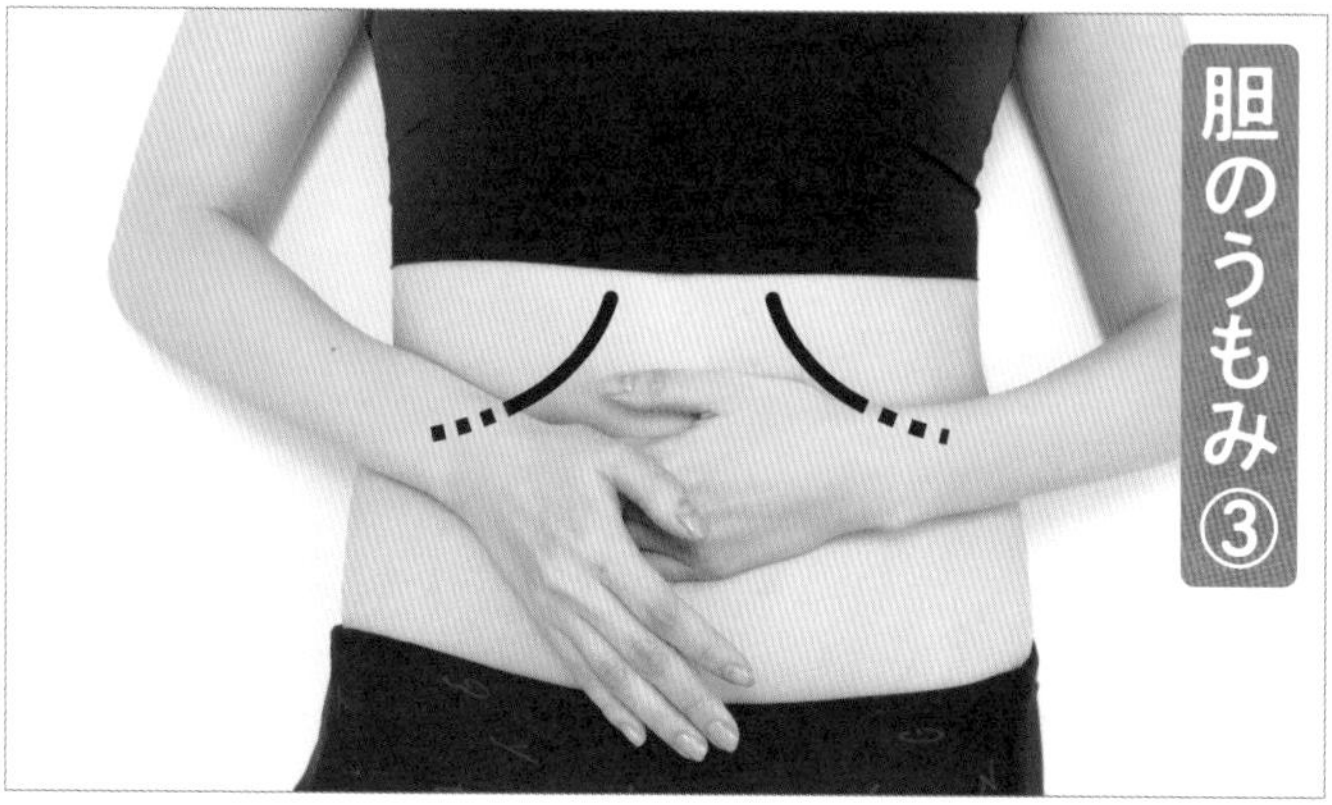

左手の上に右手を重ねる。胆のうを押さえている左手の指のはらの上に、右手の親指の付け根が当たるくらいがちょうどよい位置。

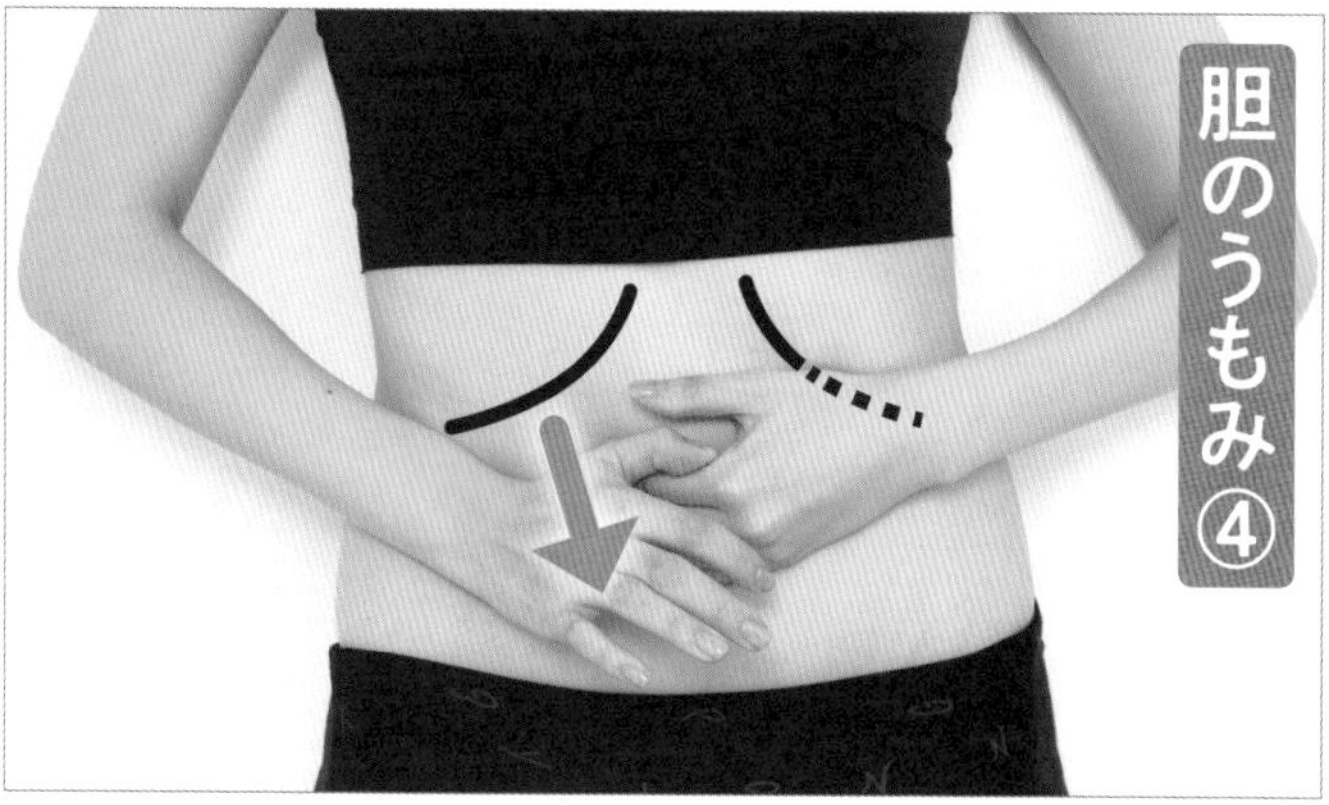

そのまま重ねた右手に力を加えて、左手ごと胆のうをおへそに向かって引き下げる。実際に胆のうの手ごたえがわからなくても、おなかのお肉を引き下げるように意識すれば効果は生まれる。１セット（もみ８カウント×４回）終わったら手をいったんからだの横に伸ばして少し休む。

特にこの「胆のうもみ」ではいくつかの臓器が混在するわかりにくい場所をもみます。胆のう付近は、肝臓の一部、胆のう、十二指腸などが複雑に入り組んでいる場所です。それらひとつひとつに触れて区別するのは至難のワザですから、あまり難しく考えず「右の肋骨の下あたりをもむ」という意識で行いましょう。

「胆のうもみ」と「胃もみ」は左右対称の動きですが、「肋骨の下からへそに向かってもむ」というのは共通です。肋骨の近くは皮膚が突っ張っていてもみにくいのですが、へそ付近は比較的柔らかくもみやすいものです。おなかをもむときは「おへそに寄せながらもむのがコツ」と覚えておきましょう。

ここがポイント！

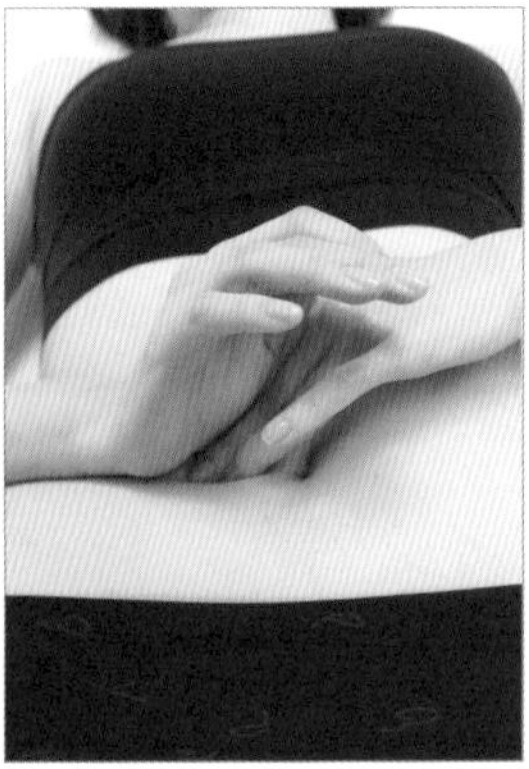

手とおなかの肉をくっつけて、おへそに寄せながらゆらすようにもむ。皮膚の表面をこすらないこと。

④ 大腸もみ

次に行うのは「大腸もみ」です。大腸は右手側下部に盲腸があり、そこから上に向かう上行結腸、からだを左に横断する横行結腸につながり下部に降りる下行結腸、S字結腸を経て、直腸、肛門に至る形状をしています。

私たちの内臓は大なり小なり下垂気味です。内臓全体が下垂すると、内臓の中でも下のほうにある大腸は押しつぶされます。大腸の下には硬い骨盤しかありませんから逃げ場がないのです。押しつぶされた大腸は炎症を起こしたり、蠕動《ぜんどう》運動という便を送る働きが弱まったりします。この押しつぶされている大腸を引き上げて楽にし、血液の巡りをよくするのが「大腸もみ」の役割です。

「大腸もみ」は、まず盲腸側を1セット（＝もみ8カウント×4回）行い、そのまま続けてS字結腸側をもう1セット行います。盲腸とS字結腸は左右対称の同じ場所を、同じ動きでもみます。両手を重ねて手のひらを使って、下に重ねた指を骨盤の下に少し潜り込ませるように当て、骨盤の奥から腸を引き上げるイメージで行うと効果が出ます。

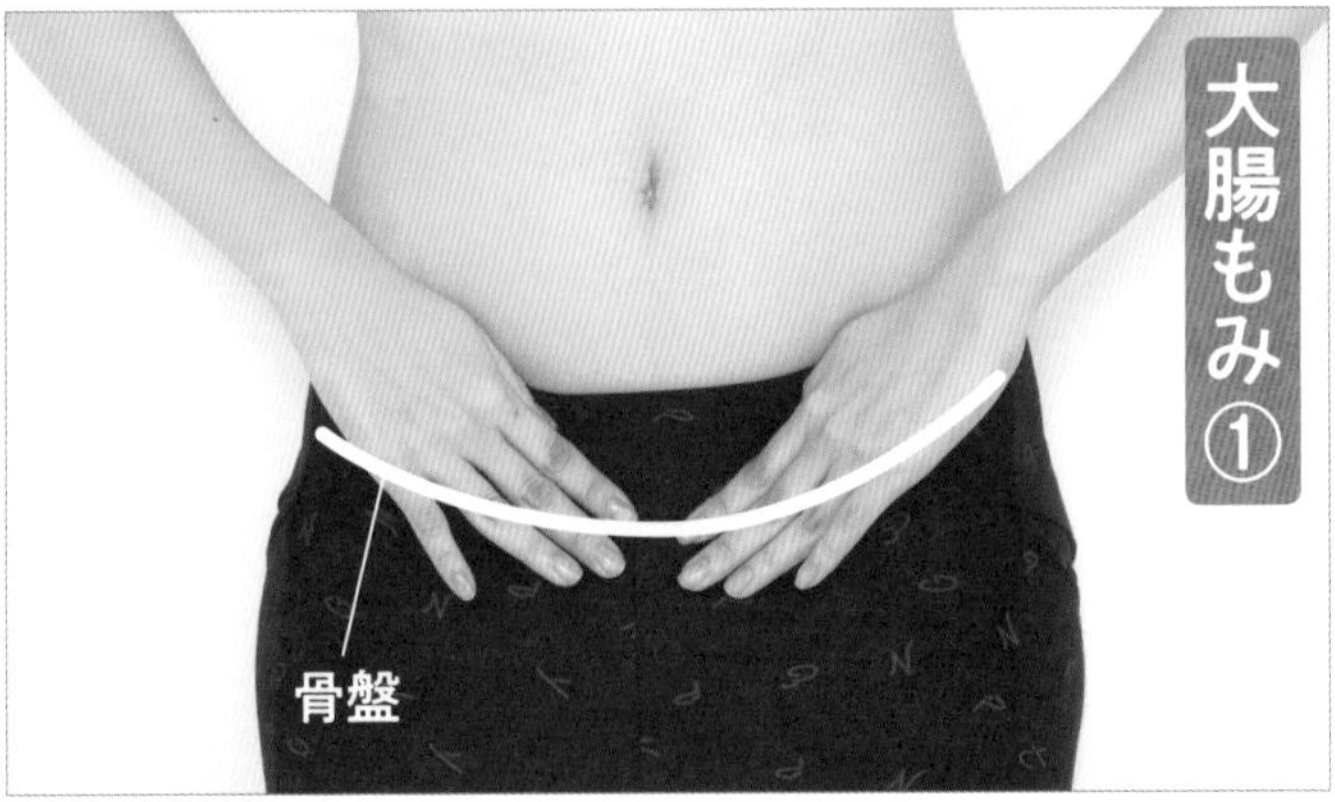

盲腸側の「大腸もみ」からスタート。両手で骨盤の位置と形を確認する（骨盤は真ん中の恥骨から横腹の腸骨まで半円状の形をしている）。

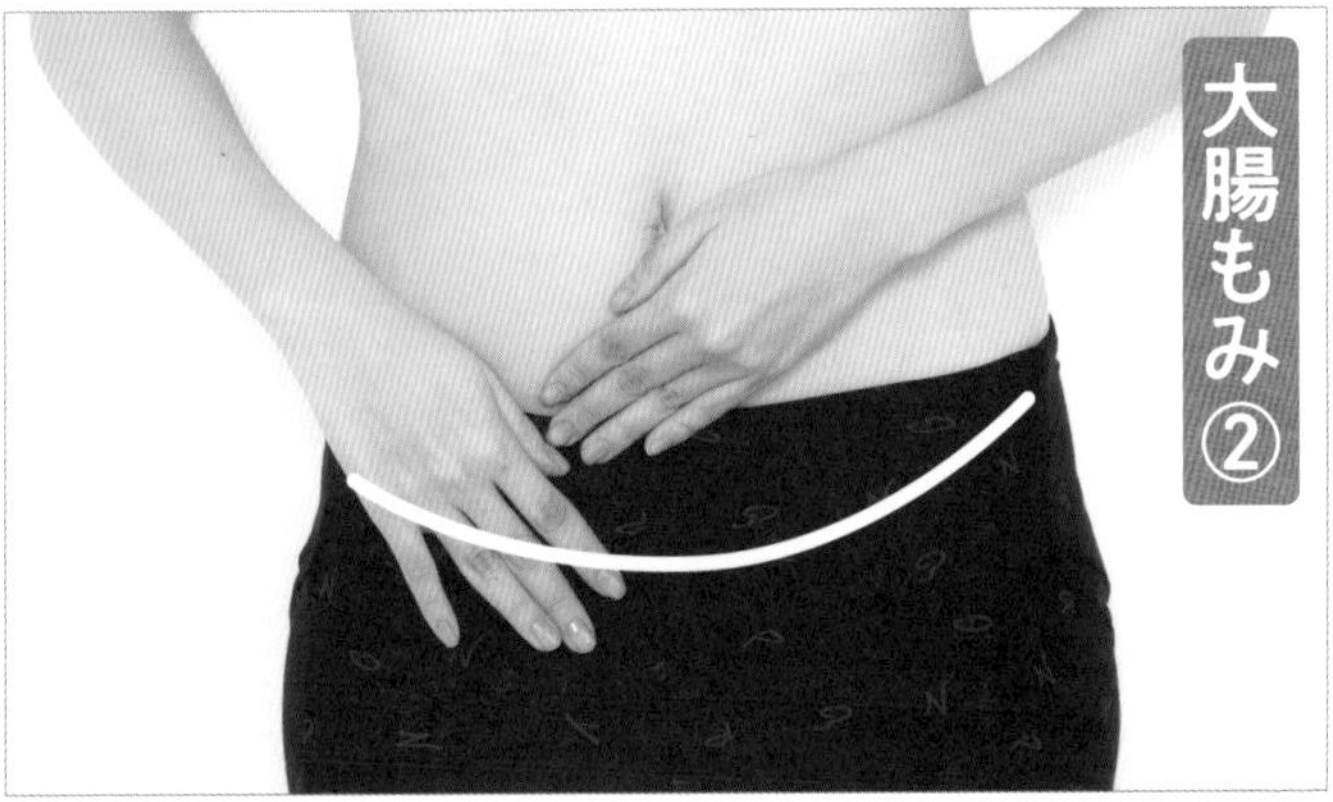

右手で骨盤の位置を確認したまま、左手の指のはらを骨盤のすぐ上の大腸部に当てる。反対のＳ字結腸側の「大腸もみ」では右手と左手を逆にする。

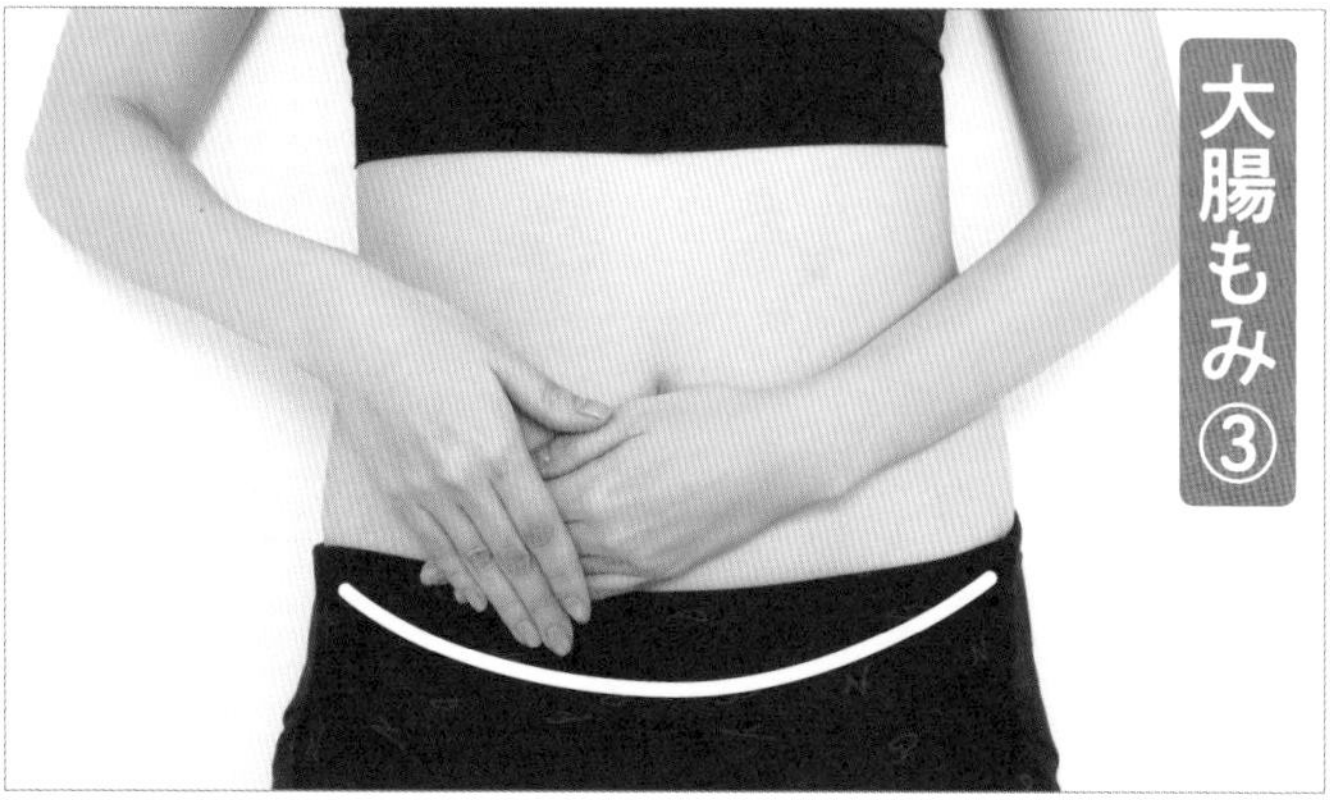

骨盤に触れていた手を放し、大腸部に当てている指の上に重ねる「大腸もみ」は重ねた上の右手の「手の形③小指のへり」を使って引き上げる。反対のＳ字結腸側の「大腸もみ」では右手と左手を逆にする。

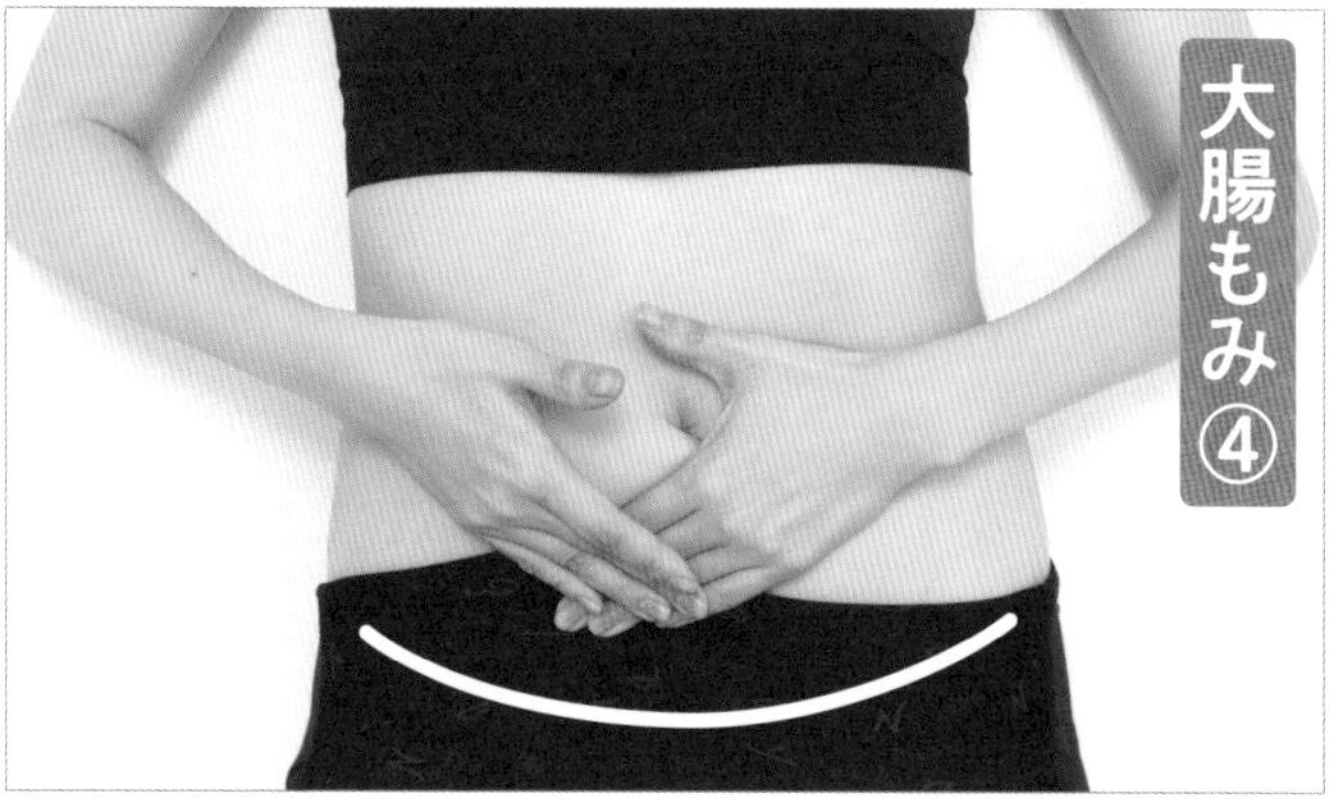

両手を重ねたまま、大腸部をへそ方向に向かって引き上げる。重ねた下の手にはあまり力を入れず当てるだけ。重ねた上の手を使って少し引き上げるイメージ。１セット（もみ８カウント×４回）終わったら手をからだの横に伸ばして少し休む。その後「反対側の大腸もみ」を同じように続ける。

注意点は決して指を立てないことです。大腸を引き上げようと意識し過ぎて、指を立てたりきつくもみ過ぎると、かえって負担になります。また大きく引き上げる必要はなく、1、2、3、4、とリズムよく小さく動かしていきます。どちらかといえば「ゆらす」という感覚が正解です。

左側の骨盤近くにあるS字結腸部も、手を左右逆にして同じようにもんでください。大腸に便が溜まっている人は、ウインナーのようなコリコリを感じるかもしれませんが、あまりムキになって強くもまないようにしてください。

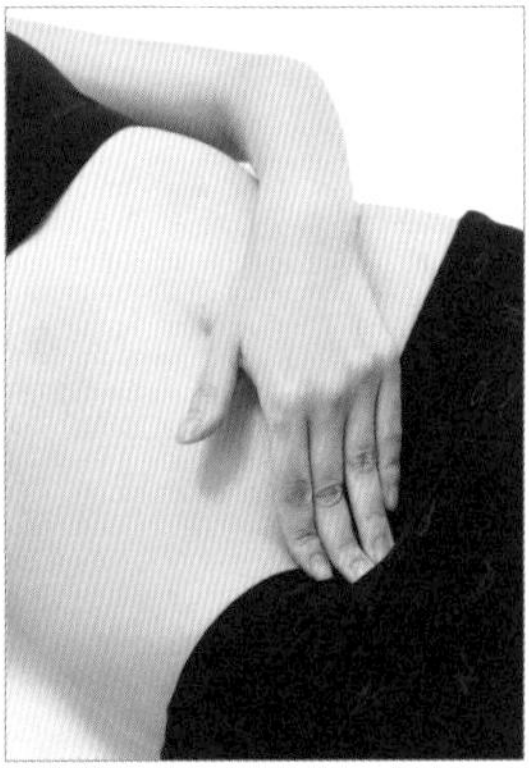

骨盤から大腸を引き出すようにゆらすイメージで。

⑤小腸もみ

小腸は「十二指腸」「空腸」「回腸」という3つの部位からなる消化器官です。日本人の平均で6~8メートルにもなる人体の中で最も細長い臓器です。

「小腸もみ」は、おへその両側にやや丸めた両手（4空洞の手の形）もしくは手のひら（1の手の形）を置き、お肉全体をやさしくつかむようにして上下にゆらします。強く押さないことが肝心です。

あまり表面の皮下脂肪や筋肉を気にせず、大きくおなか全体をゆらすようにイメージしましょう。「小腸もみ」は2セット（もみ8カウント×4回を二度繰り返す）行います。

小腸の上部は肋骨に触れる手前まで。ちょうど「胃もみ」と「胆のうもみ」でもんだところまでゆらしもみます。

中部は少しずつゆっくりと上下動させながら。おへそはもまないようにしてください。

右手でおなかの右半分を、左手でおなかの左半分をゆらしもみましょう。

下部は骨盤に触れる手前まで。ちょうど「大腸もみ」でもんだところまでゆらしもみます。

一部に力が集中しないよう全体にまんべんなく圧をかけ、やわらかくつかみましょう。

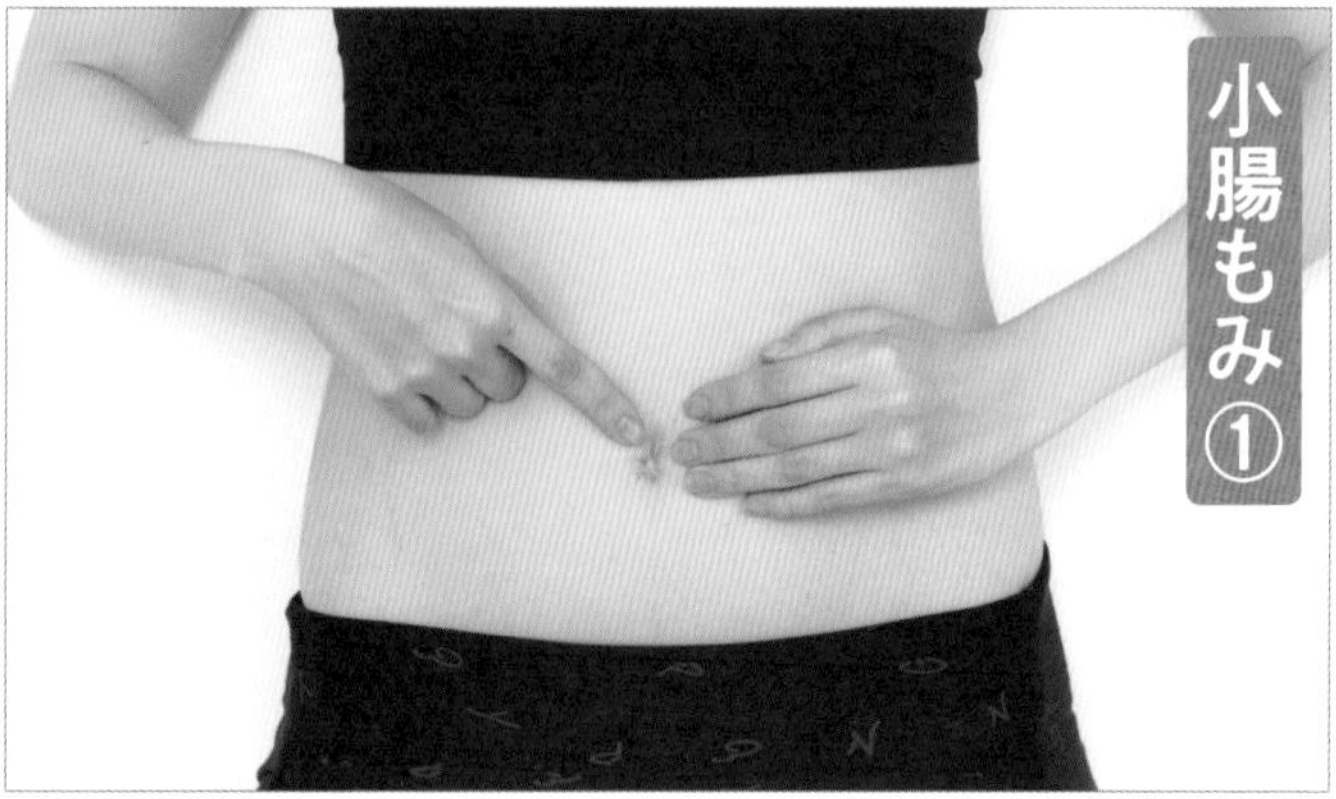

へその位置を確認する。「小腸もみ」はへそを中心におなか全体をもんでいく（ただしへそ自体はもまない）。

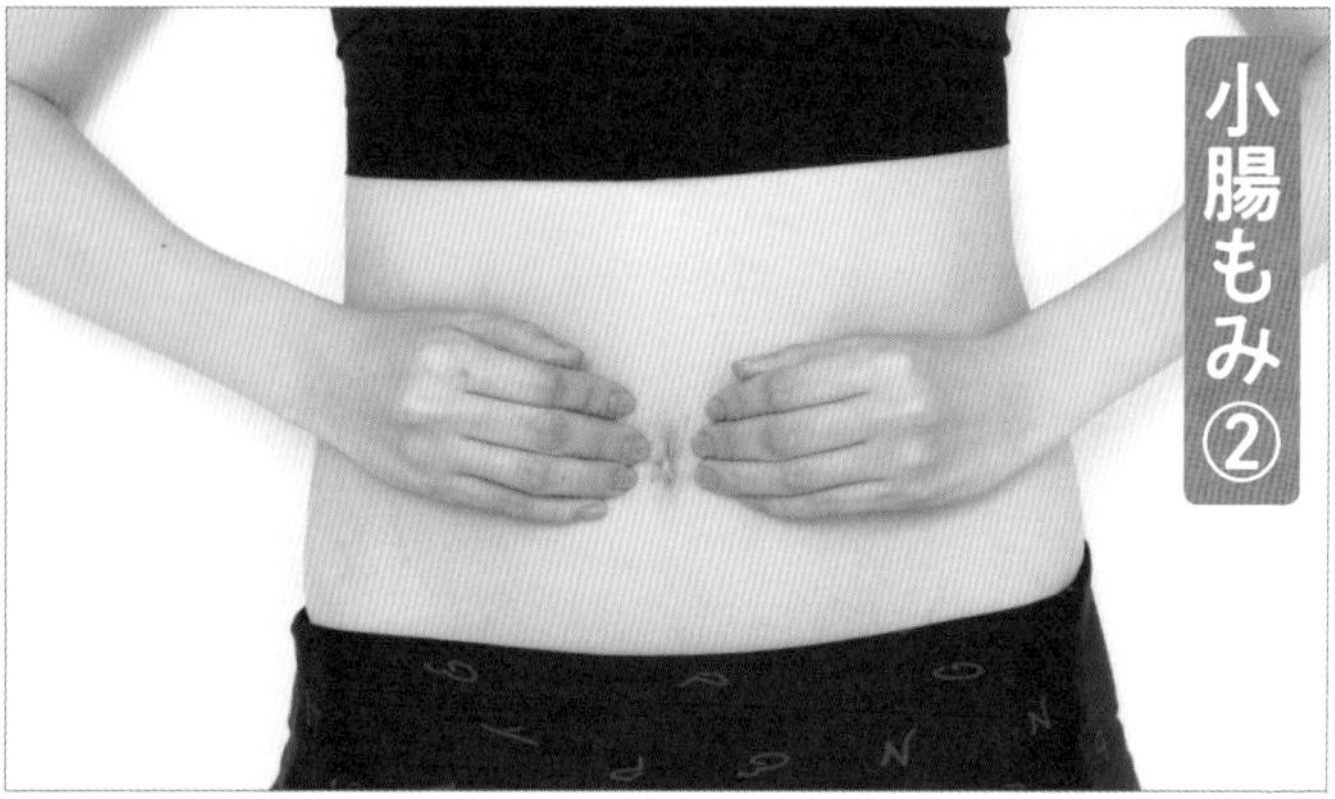

へそを挟んで両手を置く。この際の手の形は「④空洞」もしくは「①手のひら」。

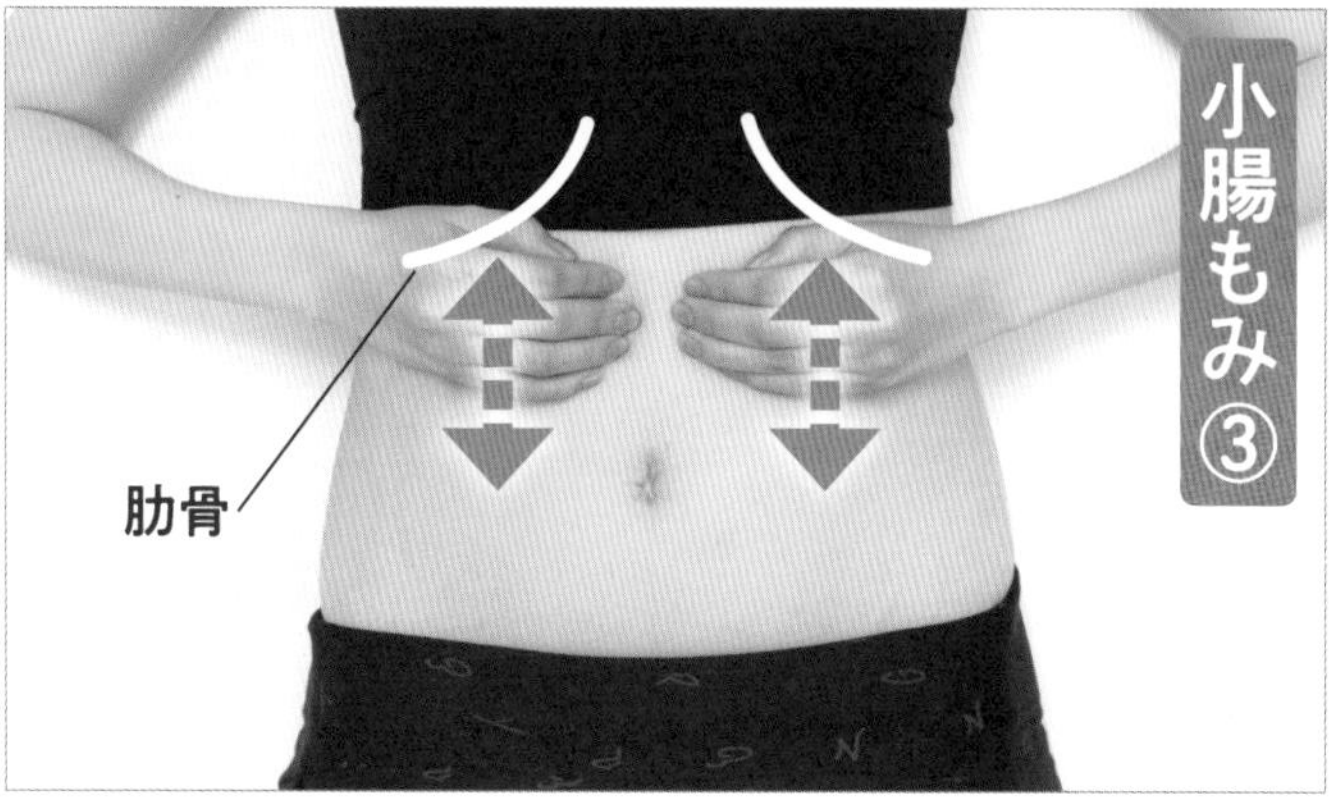

両手で軽くおなかの肉をつかみ上下にゆらす。肉と一緒に奥にある内臓も一緒にゆらすイメージ。へそ付近がゆれてきたら徐々にみぞおち近くへとゆらしながら上へ移動していく。

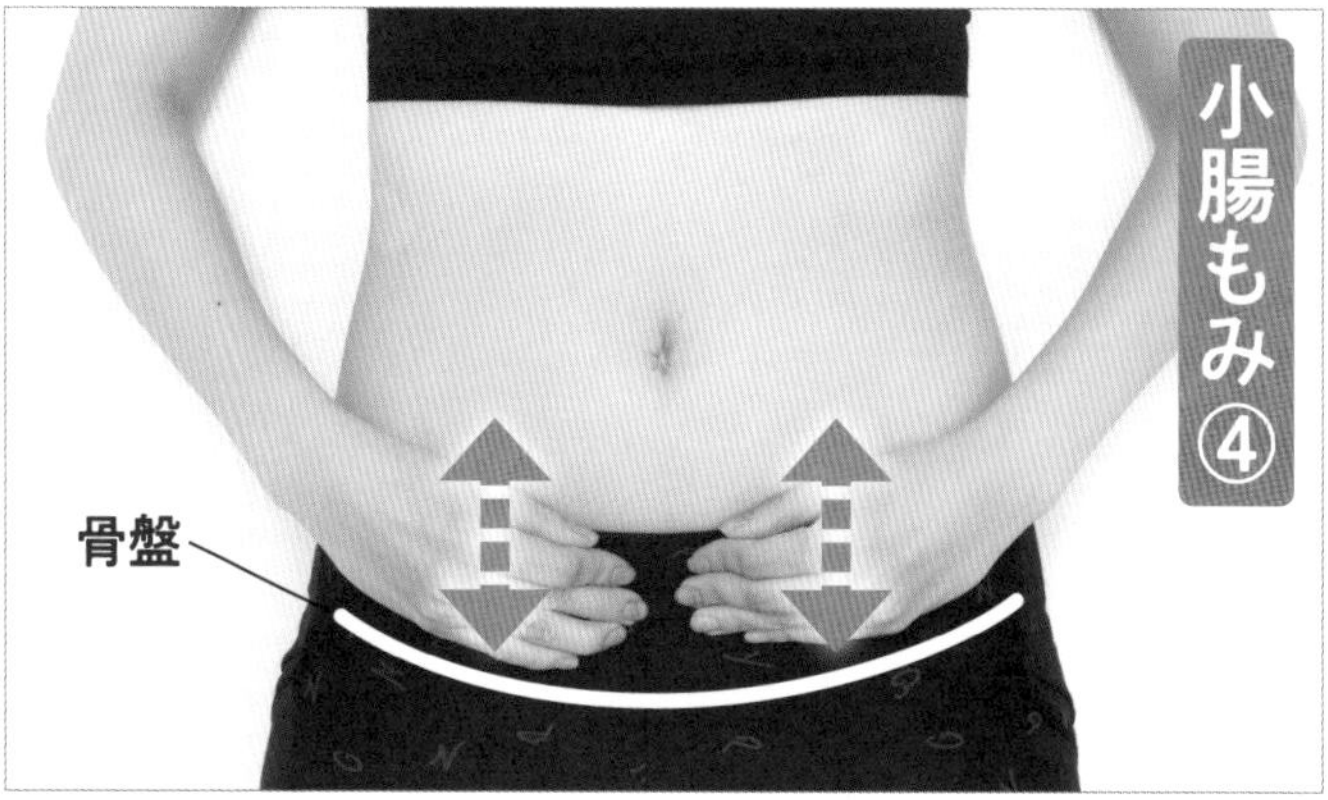

みぞおちまで行ったら、折り返してへそ付近へとゆらしながら戻り、そのまま骨盤近くまで下げる。このようにお肉と内臓を一緒にゆらしながら上下動を繰り返す。「小腸もみ」は、２セット（もみ８カウント×４回×２）を続けて行う。２セット終わったら手をからだの横に伸ばして少し休む。

「小腸もみ」は名前こそ小腸となっていますが、実際には胃にも大腸にも膀胱にも腎臓にもさまざまな臓器に働きかけられる「おなか白湯もみ」のメインとなる技術です。

「おなか白湯もみ」を1週間程度続けてみて何の問題もない人は、小腸もみを重点的に繰り返すことで、より効果が期待できます。「おなか白湯もみ」をひと通り3〜5分ほど行ってから、小腸もみをプラス10分や15分ほどやってもいいでしょう（その際はからだの反応を見ながら徐々に時間を増やしていってください）。

また時間がないときでもちょっと「おなか白湯もみ」をしたい場合には、この「小腸もみ」だけを行ってください。

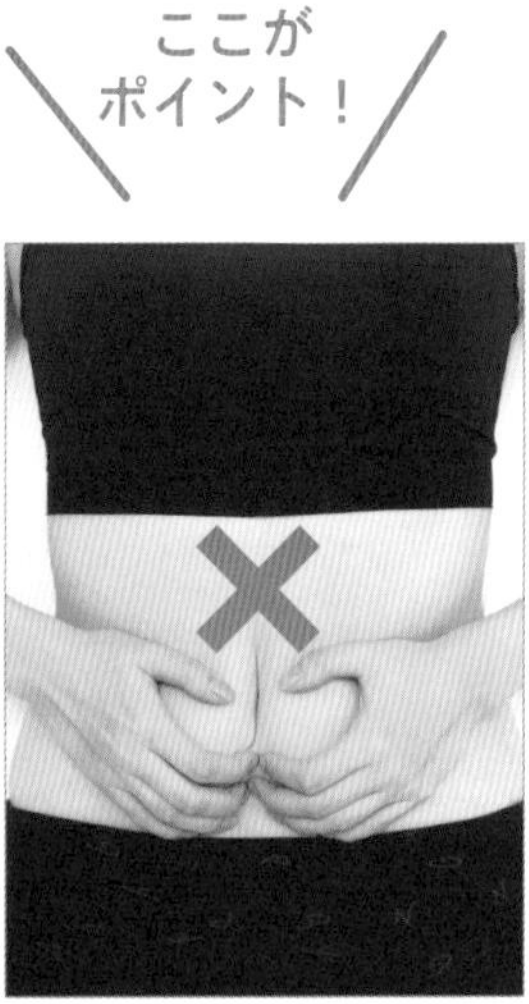

おへそに指を入れてもむと、おなかが痛くなる場合があるので、おへそはもまないように。

⑥膀胱もみ

「基本のおなか白湯もみ」もいよいよ最後、「膀胱もみ」です。「小腸もみ」が「おなか白湯もみ」のクライマックスなら、「膀胱もみ」はクールダウンです。総仕上げとして、おなかをいたわるようにやさしくゆらしましょう。

膀胱は恥骨のすぐ奥にあります。女性はその奥に子宮、男性はその下に前立腺があり、さらに奥には直腸があります。それらの内臓にも一緒に働きかけることができます。

手の形は「1手のひら」を使いましょう。そしてその形のまま恥骨の上に両手を重ねて（手の上下はどちらでもよい）乗せます。手の位置はそのまま動かさず、膀胱を包み込むように上下に小さくゆらして1カウント。これを8カウント×4回行います。

比較的高い確率でトイレに行きたくなると思います。トイレを我慢して続けると力が入ってしまい効果が出にくくなるので、中断していったんトイレに行きましょう。

注意点は、ゆらす方向です。上下にゆらしますが、どちらかといえば引き上げるほうに重点を置いてください。恥骨の奥に押し込むようにゆらすと、内臓が下がってしまうかもしれません。内臓は引き上げるのが健康の秘訣です。

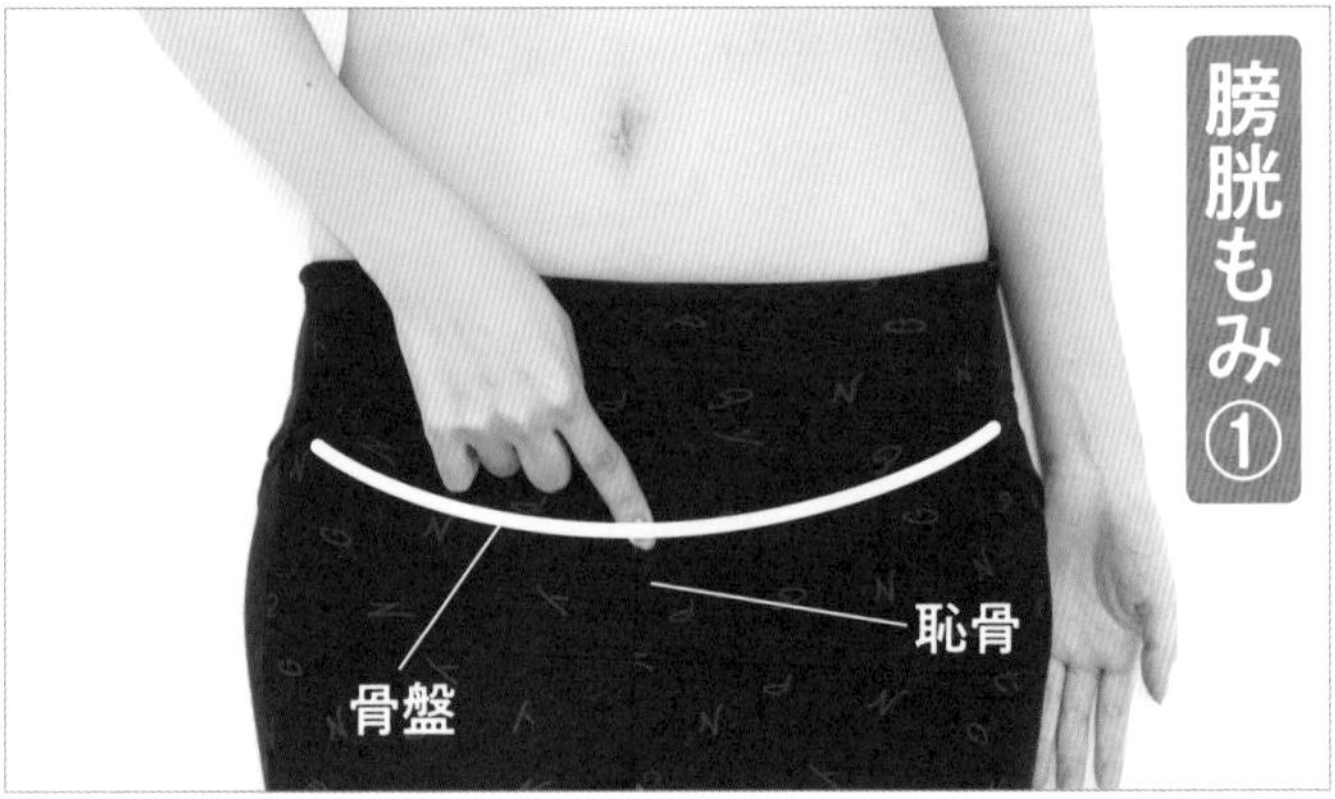

恥骨の位置を確認する。へそから指を下げていき、硬い骨に当たったらそれが恥骨。膀胱は恥骨の奥にあり、直接触るのは難しい。

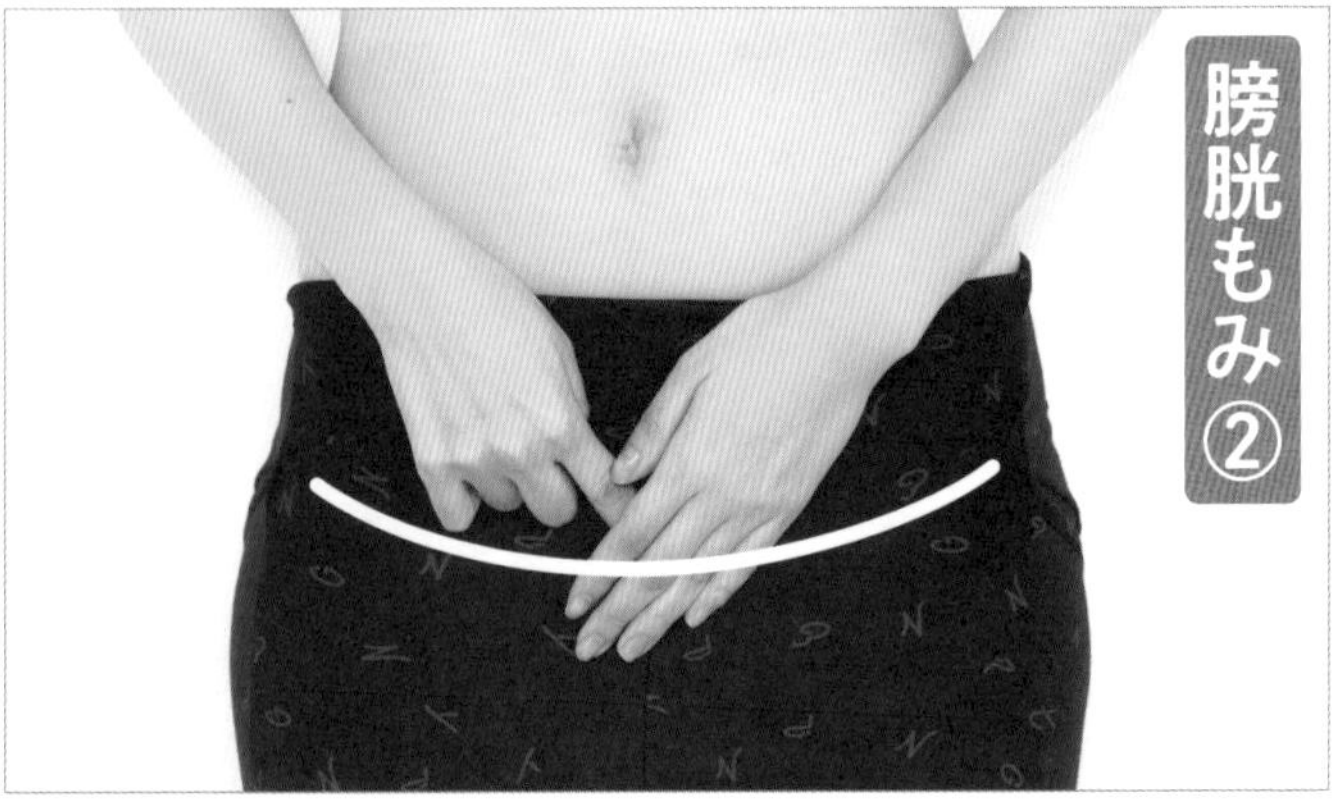

恥骨を見つけたら、その上に手のひらを当てる。手のひらに膨らみを持たせて、やわらかく恥骨ごと膀胱を丸く包み込むように当てる。左右の手の上下はどちらでもよい。

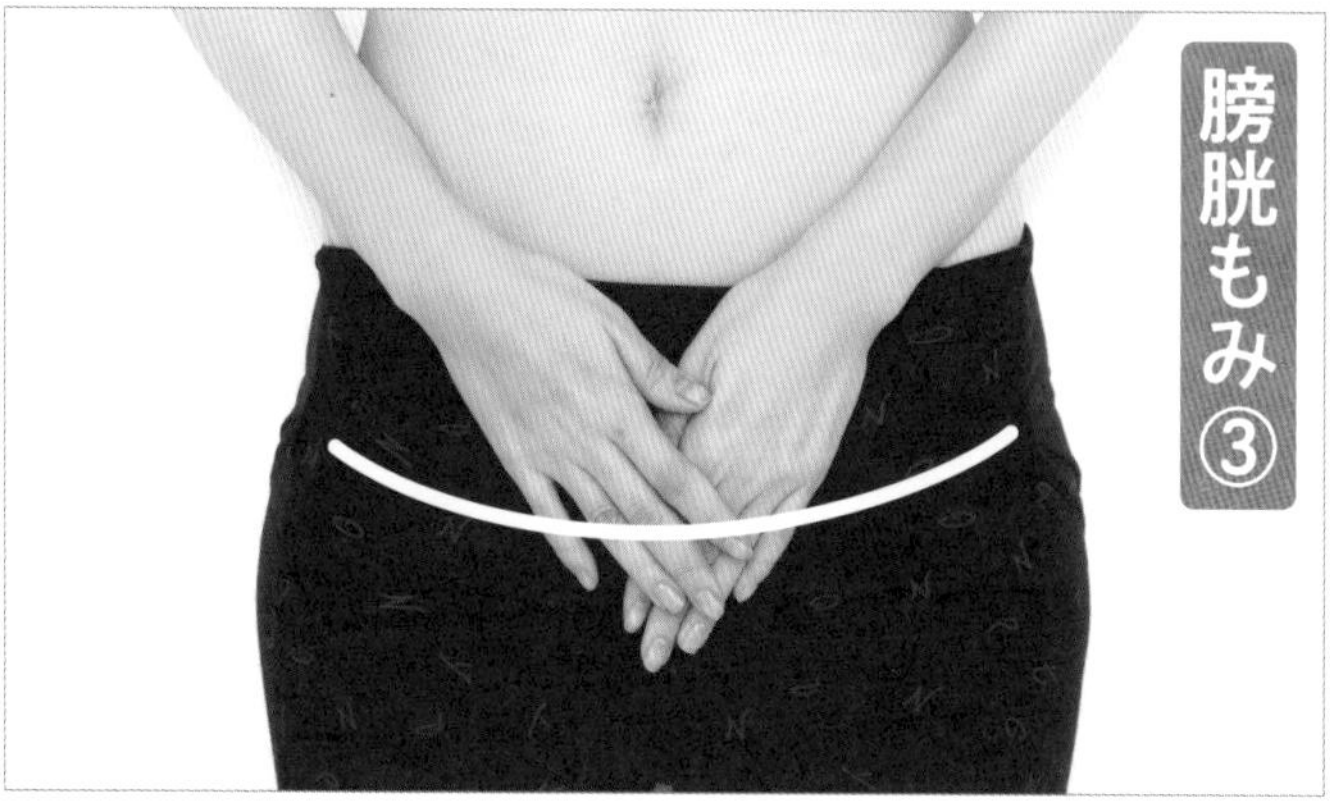

さらにその上にもう片方の手のひらも重ねる。押すのではなく、手の重みがふんわりと膀胱全体を包み込み、温めるように乗せる。

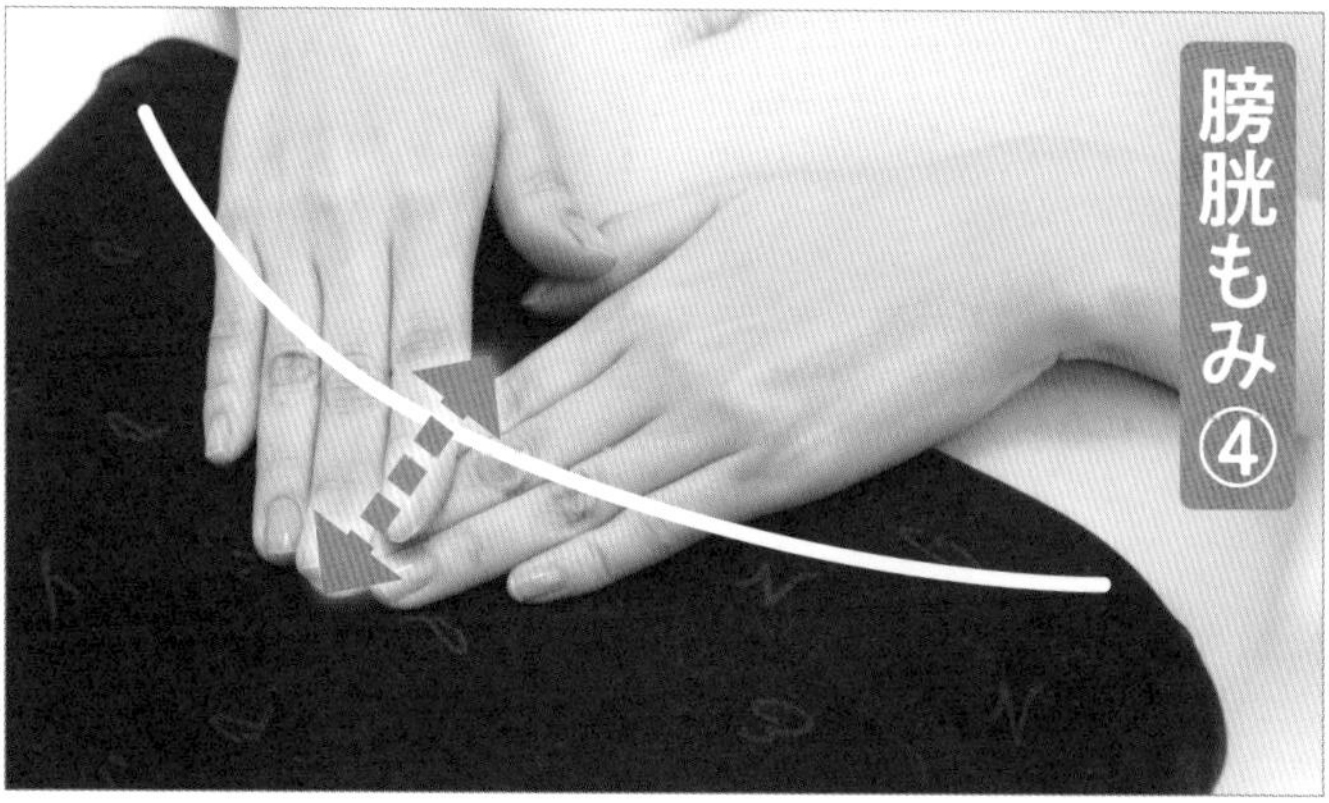

そのまま両手を揃えて小さく上下動させる。強くすると皮膚がこすれて傷むので、「やさしく小さく」振動させる。膀胱を刺激し、尿意が高まるようにやさしくゆらす。「膀胱もみ」は、１セット（もみ８カウント×４回）を続けて行う。１セット終わったら手をからだの横に伸ばして少し休む。

膀胱は恥骨の奥に隠れている小さな臓器ですので、大きくゆらす必要はありません。「①手のひら」で軽く奥に刺激を送るようにもみます。

上手なマッサージとそうでないマッサージの違いの1つに、振動を上手く使えているかどうかという点があります。プロでも「強くもめばもむほど効く」と思っている人がいますが、決してそんなことはありません。

力任せにやると、皮膚や恥骨を傷つけるだけです。「膀胱もみ」は恥骨経由で振動を膀胱に伝えます。振動は直接触れないところまで働きかけ、ほぐす力があります。うまくすれば、女性なら膀胱のさらに奥の子宮、男性ならその下の前立腺まで効果が波及します。

ここが
ポイント！

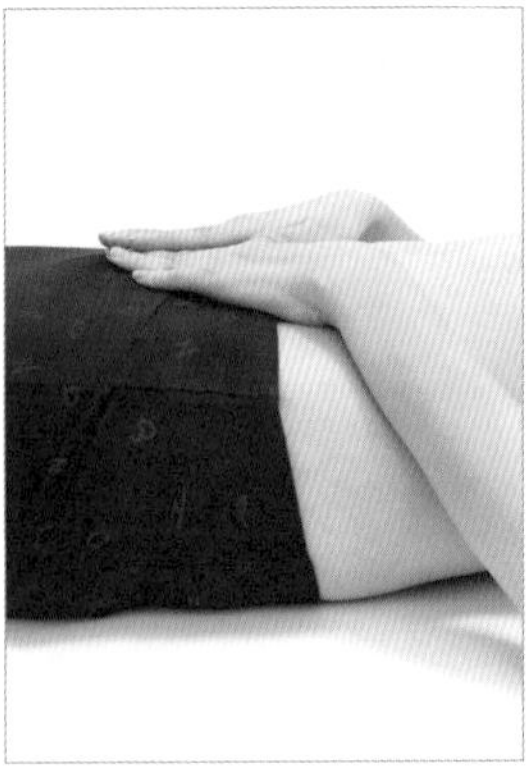

小さい振動をからだの奥に響かせるようなイメージで。

うまくいく「おなか白湯もみ」5つのコツ

①表面のお肉を気にし過ぎない
腹筋や皮下脂肪ごと奥の内臓も一緒にもむイメージで行います。

②肩と腕の力を抜いてリラックス
「がんばってほぐそう」と力まないこと。全身リラックスがとても大事。

③「気持ちいい」がちょうどいい
痛くなるまでするのはNG！「おなかモミモミ気持ちいい〜」がベスト。

④いつでも、どのタイミングでもOK
気軽に行えるのが「おなか白湯もみ」。痛みや疲れを感じたら、無理せずに。

⑤継続は力なり
はじめは効いているのかどうかわからなくても続けましょう。だんだん自分のおなかのもみ方がわかってきます。

←動画で解説！「おなか白湯もみ」のやり方
6つの部位別の「おなか白湯もみ」のやり方をわかりやすい動画で解説しています。左の2次元コードか、以下のURLから「わごいち」のホームページにアクセスしてください。https://www.wagoichi.com/media/

「おなか白湯もみで不調が治った！」体験談

心身の不安も不調も一挙に解決

40代男性　カフェオーナー

大学を卒業後、家業を手伝いながらアルペンスノーボードをはじめ、十数年かけてプロになりました。念願の全日本ランキングにも入りましたが、40代になって無理を強いてきたからだが悲鳴を上げ、体重が減り、慢性的な倦怠感が抜けなくなったのです。

病院で検査しても、数値的には大したことなく、「疲労とストレスですね」でおしまい。そんなとき「ハラ揉みわごいち」の三宅先生におなかの大切さを教えてもらったのです。自宅でも簡単に行える「おなか白湯もみ」を日々の生活に取り入れることで、忙しい毎日でも体調を整えることができるようになりました。朝起きてからだが重くダルく感じ、気分が憂鬱だなと思っていても、「おなか白湯もみ」をすると硬かったおなか（特に下腹部）が動いてきてゆるんできます。今日もやるぞという気持ちになってきます。

また、おなかが動きだすのでお通じが整います。ガスも出ておなかが軽く楽になるし、おなかがぽかぽか温かくなります。今では週末に家族と楽しく遊べるまでに回復しました。「心身の不安や不調がこれで解決できる！」と思った直感は今では確信に変わっています。

妻に「おなか白湯もみ」のやり方を教えたら、排尿が増え、開始2日後にめったにしない下痢をして、「おなかに溜まってた毒素が抜けたような感じがする」といっていました。

つらい腰痛、肩こり、不整脈が改善！

50代女性　WEBデザイナー

つらい腰痛をなんとかしたくて通いはじめた「わごいち」で、長年悩んでいた肩こりと不整脈まで改善するなんて思ってもみませんでした。腰痛は以前とは比べものにならないほどよくなったのですが、その原因がガスによる胃拡張だったとは思いもしませんでした。

はじめての施術で三宅弘晃先生に「ここやな」ともんでいただき、劇的に痛みがなくなったことを思い出します。不整脈は横になったときに起こることが多く、おなかがグゥーとなるとおさまるなぁ……何かおなかに関係があるのかなぁ……と漠然と思っていましたが、今では症状も出ていません。

「おなか白湯もみ」は朝と夜に実行しています。「おなか白湯もみ」をすると、おなかがぐるぐるにぎやかになり、グゥーやキュルルと鳴ります。からだの中の流れが滞らないような感じがします。おなかが張って、ガスが溜まって苦しいという感覚が最近ないし、日中、おなかが鳴る回数も増えたように思います。

ある日おなかを触っているとちょっと痛いな、という箇所があって、少し念入りに、やさしくもんでみました。すると翌日には痛みが解消。毎日「おなか白湯もみ」をすることで、自分のからだの不調が感じられるんだなと思いました。

寝たきりの毎日から解放！　お通じもスッキリ　50代女性　家事手伝い

十数年前に、慢性疲労症候群と診断されて、家からほとんど出ず、寝て過ごすことの多い毎日でした。いろんな病院や健康法を試しているうちに、おなかの中から元気になることが大切だと感じ、「ハラ揉みわごいち」に2014年から通いはじめました。

施術後、重くて冷たかったおなかがやわらかく温かくなっていました。おなかだけにとどまらず、からだ全体の痛みや重さが楽になってきて、今では1日中でも外出できるようになり、楽しい毎日を過ごしています。

自分でおなかを触ったことはなかったのですが、「おなか白湯もみ」で実際に触ってみると「このあたりが硬い気がする。きっと食べ過ぎだから明日は控えよう」などと自分のからだに意識が向くようになりました。白湯を飲んでからもむと〝グリュッ〟と音がして、おなかの中が動く感じがよくわかるし、ゆらしやすくて気持ちいいです。

おなかが張っているときに「おなか白湯もみ」をすると、途中でゲップやガスが出て楽になります。また、終わったあとは清涼感というか、おなかがスーッとして気持ちがいい。

お通じは週に3～4回くらいだったのが、「おなか白湯もみ」をはじめて10日目に、4日続けてお通じがあり驚きました。まだ不規則ですが、効果を感じられて嬉しかったです。

長年苦しんだ過敏性腸症候群が治った　40代女性　会社員

私は高校生の頃からずっと過敏性腸症候群（ＩＢＳ）の症状に悩んでいました。病院が嫌いなので、おなかにいいといわれる情報を集めては取り入れる生活をずっと送っていました。しかし、少しよくなったような気がするのも一時のことで、また不調に見舞われ、歳を重ねるごとに徐々に悪化するのではないかという不安を抱えていました。

そんなとき「わごいち」に出会い、おなかによいと思ってやってきたことの多くが、逆に身体の負担になっていることを知り、驚きました。今ではＩＢＳの症状はありません。

以前は自己流でおなかを触っていましたが、わごいちに通うようになってからは「おなか白湯もみ」の方法を教えていただき、毎日やっているところです。

自分のおなかに意識して触れて、硬いなと思っているところをもむとゲップやガスが出て、おなかがとても楽になります。深い呼吸もしやすくなり、とてもリラックスできます。お通じもよくなりますし、睡眠の質も上がった気がしています。

おなかがあたたかく温泉のような気持ちよさ

40代女性　主婦

「おなか白湯もみ」をはじめたころは、指が入らず、おなかもあまり動きませんでした。おへそのあたりに特に硬い部分があり、自分のおなかが張ってこっていることをはじめて実感しました。しかし「おなか白湯もみ」を続けるうちに、おなかがキューとかギューと鳴ったり、ガスが出ておなかが軽くなり、おなかに手を当てるとドクドクと脈打つような音が聞こえて、あたたかくなりました。まるで温泉に入っているような気持ちよさです。「おなか白湯もみ」を開始して20日。わごいちの施術の際に三宅弘晃先生に直接アドバイスを受けて、今まではふわっと触っていた手をしっかり密着させるようにすると、指がよりおなかに入っていくようになりました。

夜寝る前に「おなか白湯もみ」を行うと、途中で起きることなく朝までぐっすり眠れます。朝に「おなか白湯もみ」をすると、１日のスタートから動きがスムーズになったように感じます。食前に「おなか白湯もみ」をすると、食欲がいつもより抑えられる感じがして、食べ過ぎにも一役買ってくれているように思います。

「おなか白湯もみ」をはじめて1カ月。ふとおなかを見たら、うっすらとですがシックスパックが目に見えました。腹筋などの運動をしているわけではありません。毎日おなかに刺激が加わったことで得られた効果なのかな？　と驚いています。

「おなか白湯もみ」で感じた効果

50代女性　会社経営

長年、おなかの中に岩があるように硬く食欲もなく、病院も受診しましたが、「手術による癒着ぐらいしか原因が考えられない」という診断でした。冬場は足先の感覚がなくなるほど冷たく、頻繁におなかを壊していました。すぐにトイレに行ける状態ではないと不安で、電車に乗るのも怖い時期もありました。

わごいちの施術を受けるようになってから、冷たくて硬く張った胃腸があたたかく柔らかくなり、血行がよくなりました。さらに、自分で「おなか白湯もみ」をはじめてから、

①深い呼吸ができるようになった。

②胃にガスが溜まりやすくおなかが張ってつらかったのが、胃のガスが抜けた感覚が

あって楽になった。
③寝つきがよくなった。
④セルフマッサージのあと、からだがあたたかくなった。
⑤猫背がマシになった。
⑥腰痛が楽になった。
⑦全身に血のめぐりを感じる。
などの効果を感じています。

すべり症とひざ痛が改善！

80代女性　主婦

リウマチ性多発筋痛症とすべり症とひざの痛みを抱えていました。すべり症は病院で薬を処方してもらい、起き上がれないほどの痛みはなくなっていたものの、朝は腰を曲げるのがつらかったのですが、わごいちに通ううちに知らない間に楽になっていました。

ひざの痛みはなかなか引かず、立ち上がるのも歩くのもつらかったのですが、週に1回三宅先生に診てもらい、1日に少しでもいいから歩くことを先生と約束しました。あまり歩かなかったので、最初は痛みがありましたが、毎日歩くうちに痛みが薄れてきました。「おなかにガスが溜まっているとひざにも負担がかかって痛む」と先生に教えてもらいました。昔から脚は細いのにおなかはパンパンなのがずっと気になっていましたが、あきらめていました。先生におなかをもんでもらうのと、教えてもらった「おなか白湯もみ」でちょっとずつおなかが小さくなってきたのも、ひざの痛みがなくなっていった理由です。「おなか白湯もみ」をすると気持ちよくて、終わるとそのままうつらうつらと寝てしまいます。とにかくおなかが少しずつへこんできたことが嬉しいです。今は歩くのが楽しくて、次は正座ができることを目標に頑張っています。

第3章
「おなか白湯もみ」の〈5つの反応〉と〈5つの効果〉

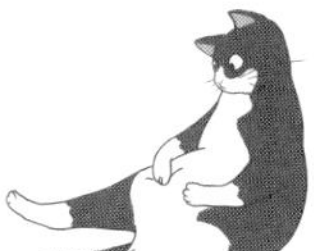

「おなか白湯もみ」でからだに出てくる反応と効果

「おなか白湯もみ」を行うとからだにいくつかの反応が出てきます。この章では特に多く現れる5つの反応と、その反応の奥で起こっている5つの効果について解説します。

反応の中には心地よいものとそうでないものがありますが、「おなか白湯もみ」を正しく行えば、どの反応であってもすべていい結果へとつながっています。あらかじめ出てくる反応について知識を持っておき、それにうまく対処することで、無理なく「おなか白湯もみ」を継続し、効果を積み上げていくことができます。

主に出てくる5つの反応は、**「ゲップ・おなら」「尿・便」「体温上昇」「痛み（不快感）」「下腹スッキリ」**です。その反応の奥で起こっている5つの効果は、**「胃腸ガスの解消」「老廃物のデトックス」「温熱効果」「慢性炎症の解消」「内臓下垂の改善」**です。

なお、反応の出方には個人差があります。反応が出過ぎても、あるいは逆になかなか反応が出なくても、それが自分の今の体質なので、あせることなく継続していくことが大事です。では順に説明していきましょう。

反応・効果①　「ゲップ」と「おなら」でガスを解消

「おなか白湯もみ」をはじめた人たちの多くが指摘するのが、「ゲップ」と「おなら」が出た、あるいは出そうになる、というものです。

ゲップもおならも人前でわざわざ披露するようなものではありませんが、かといって、後生大事におなかの中に溜めておいてもあまり得にはなりません。むしろどんどん出してしまったほうが、からだのためにはいいものです。

「おなか白湯もみ」では、胃に入ったお白湯が、胃の中に溜まっていたガスを口から外に追い出そうとします。これがゲップとなって出ます。さらに腸に移動して、腸内のガスをお尻から追い出そうとします。これがおならになって出るのです。

繰り返しますが、ゲップもおならも決してからだにとっていいものではありません。できるだけ外に出してしまいましょう。

ただ、ゲップやおならが出にくいタイプの方もいます。そういう人はもともと胃腸の中がスッキリしているのかもしれませんので、反応がなくても心配する必要はありません。

しかし、おなかが張って腹囲が大きい人でゲップが出にくい人は問題です。胃の中のガスを出せない体質になっているからです。胃からゲップが出ないと、ガスが腸に行ってしまっておならがたくさん出ます。早めにゲップで出してしまったほうがいいですね。

こういう人は「おなか白湯もみ」をしっかりと続けましょう。そうするとだんだん胃の収縮機能が回復し、ゲップが出るようになってきて、おなかもスッキリとしてきます。

胃腸のガスが抜けるとからだが軽くなり、病気に強くなる

長年人のおなかをもんでいると、意外なものが私たちの健康を害していることに気づきます。そのうちの1つが**「ガス」**です。先ほど述べましたように、胃腸に溜まったガスが口から出るとゲップになり、お尻から出るとおならになるのですが、その元となっている「ガス」が実は私たちのからだにとって悪の元凶なのです。

ガスとは単なる気体です。臭いを除いては一見害があるようには思えません。しかしこ

れがからだにとって大問題になっていることに、どれだけの人が気づいているでしょうか。

ガスの怖さをわかりやすく説明してみましょう。例えば自転車のチューブを思い出してみてください。チューブの中には何が入っていますか？　そう、空気ですね。つまりガスと同じようなものです。グニャグニャとしたチューブの中に空気＝ガスをギューッと詰めることで、チューブは指で押してもへこまないほどカチカチに硬くなります。ガスにはこういう性質があります。

胃腸内のガスも同じです。からだの外に出れば単なる気体であるゲップやおならになりますが、**胃腸の中にガスが詰まっていると胃や腸を硬く膨らませます。そうなると胃腸にストレスがかかり働きが悪くなります。また、炎症の原因にもなります。**

さらにガスで硬く膨らんだ胃腸がまわりにある肝臓やすい臓や腎臓や膀胱などを圧迫します。そしてほかの内臓にストレスを与えるのです。

たかがガス、されどガス。胃腸内のガスがさまざまな病気の原因となる事例を私は嫌というほど見てきました。ガスの怖さ、この機会にぜひ知っておいてください。

反応・効果②

「尿意」と「便意」で老廃物をデトックス

「おなか白湯もみ」をしたときに、比較的多くの人が感じるのが**尿意**です。特に膀胱をもんでいるときに**「あ、トイレに行きたいな……」**と思う人が多いようです。

反応がよい人は、どんどんお白湯を飲んで、おなかをもみ、どんどんトイレに行けばいいでしょう。尿を出したぶんだけ、からだの中が浄化されていきます。

しかし一方で、腎臓の機能が弱いと、思うようにお白湯も飲めないし、尿が出ない人もいます。そういう場合はあせらずに、ひと月くらいをかけて少しずつお白湯を飲む量を増やしていけばいいと思います。決して無理に飲み過ぎてはいけません。

便のほうも、出やすくなる人が多いようです。**お白湯で温められたうえに、もまれて刺激を受けるので腸の働きが促進されます**。また毎日決まった時間に「おなか白湯もみ」することを習慣化すれば、より便通が促進されます。

ただ、もともと便秘気味の人はしばらく反応を感じられないこともあります。特に長年便秘で悩んでいた人は腸の機能が低下してしまっているので、気長に「おなか白湯もみ」をして腸の働きが戻ってくるのを待つしかありません。

しかし根気よく続けていれば、徐々に腸が動いてくるのを感じられるはずです。

内臓と血管内の有害物質を体外へ排出

私たちのからだは、自分で想像している以上に老廃物や毒素で汚れています。それもそのはず、空気にも水にも不純物が混じっているし、食べものには添加物や糖分や油分がたくさん含まれています。しかも仕事や家事などでストレスを溜めて毎日暮らし、睡眠時間も足りないとなれば、私たちのからだが汚れていくのは仕方がありません。

私が人のおなかをもんでいて最近気になるのは、**おなかの弾力**です。粘っこくてモチっとした弾力の人が増えてきました。こういう弾力はあまり好ましいものではありません。老廃物で汚れた血液の持ち主に多く、高血糖や脂質異常症などの不調を抱えているケースが見受けられます。こういう方にこそ、ぜひ「おなか白湯もみ」を実践してほしいのです。

反応・効果③

おなかの中から「体温上昇」で温熱効果

「おなか白湯もみ」は温かいお白湯を飲むことで、おなかの中がほんのり温かくなります。

昔から「冷たいものを食べるとおなかに良くない」と言われていますが、**胃の中に入れるものの温度によって、人の体調は左右されます。**「おなか白湯もみ」ではだいたい**50度から60度くらいのお白湯**を飲みますが、このくらいの温度をおなかはとても喜びます。

「おなか白湯もみ」はお白湯の効果だけでなく、**血行促進効果によって体温を上昇させます。**寒い冬場ならおなかの中からじんわりと、夏場なら全身が汗を吹きだすほどの体温上昇が期待できます。ストーブのように皮膚の表面だけが熱くなるのではなく、おなかの奥からじんわりと温まる感覚はとても気持ちいいものです。

もみはじめはまずはお白湯の温かさを感じ、もみ終わったら、おなかを中心としたじんわり温かい感じを味わって楽しんでください。

おなかの血液がめぐると冷え性も改善する

血行不良や冷え性に悩む人は少なくありません。

その改善のために足湯や半身浴、あるいは靴下の重ね履きなどさまざまな工夫がなされています。

しかし第1章でも述べましたように、それらの対策はあくまでもその場限りの対症療法で、なかなか冷え体質、血行不良の根本的な改善にまで行き着かないことが多いのです。

なぜ体質改善ができないかといえば、末端から温めようとしているからです。衣服やお湯を使って皮膚から温めていくのでは、おなかの奥まで熱が行きわたるまでにかなりの時間がかかってしまいます。

血行をよくして、冷え性を改善しようと思うなら、末端ではなく中心から温めていくべきです。そう、おなかの中を真っ先に温めていくことが必要です。

おなかは内臓の集まりだと思っている人が多いようですが、実はおなかの中には大小さまざまな血管が通っていて、大量の血液で満ちみちています。腸から栄養を吸収するため、腎臓で血液を浄化するため、その他すべての臓器の活動にも大量の血液を必要としますから、血液が常に充満し、循環しているのです。

この血液充満地帯であるおなかを直接温めることができれば、それは最強の血行不良対策になり、最高の冷え性対策になります。

それを可能にするのが「おなか白湯もみ」なのです。

お白湯で内臓を温め、手で内臓をもんで血液を温めながら循環させます。

そうすれば内臓の働きが向上して代謝がよくなり、さらに熱を発します。そしておなかに充満した血液を温めながら全身に循環させていくことで、からだ全体の血行をよくしていくのです。

冷え性の人、血行不良の人には「おなか白湯もみ」は特効薬といえるでしょう。

反応・効果④
「痛み」と「不快感」で慢性炎症を見つける

喜怒哀楽という人間の感情にプラスとマイナスが混じっているように、「おなか白湯もみ」も好ましい反応ばかりが起きるわけではありません。人によっては、また「おなか白湯もみ」に取り組みはじめの頃には、マイナスな反応のほうが多いこともあります。

でも心配はありません。人間の感情に無駄なものがないのと同様、「おなか白湯もみ」の反応にも無駄はありません。すべてに意味があり、体質改善につながり、すべてがより健康で長生きすることにつながります。

では「おなか白湯もみ」で生じる痛みや不快感について解説しましょう。

痛みや不快感の正体

「無理やり強く押しているわけでもないのに不快感や痛みがある」という場合、その部分に**「炎症」**ができている可能性があります。

炎症とは、虫に刺された皮膚のイメージです。赤く腫れている状態を想像してください。そういう赤い腫れは皮膚だけでなく、内臓のあちこちにできることがあります。正確に言えば、どれほど健康な人でも、精密に見ればからだのあちこちに炎症ができています。内臓にもいくつもの炎症があるはずです。

とはいえ、炎症それ自体は怖いものではありません。私たちのからだには常に自然治癒力が働いていて、炎症もその働きの一部です。組織に傷があると炎症を作って治し、治れば炎症も消えていきます。

「おなか白湯もみ」をしていると、触れた場所に痛みや不快感を感じることがよくあります。それはおそらく炎症を起こしている部位です。炎症が軽いうちはそれほど痛くなく、「何かちょっと不快感があるな」という程度です。しかし重症の炎症、さらに進んで潰瘍などになってくると、チクッと刺すような痛みがしたり、ズキッとひどく痛んだりします。

こうなったら要注意です。

痛みや不快感を感じたらどうしたらいいか

「不快感があるとき」

痛むほどではなく、不快な感じがするようなら、そのまま「おなか白湯もみ」を行ってください。ただし、少し軽めに行ってその後の反応を見ましょう。

問題なさそうなら翌日は普通にやってみて、またその後の反応を見ます。もししばらく不快感が残るようなら、次の日はまた軽めにして様子を見てください。

このように自分のからだの反応を見ながら無理をせず、心地よいさじ加減を探していきましょう。

「痛みがあるとき」

強い痛みがあるときは、おなかをさする程度にごく軽く触れます。もむ時間も少しにしてください。そして翌日まで様子を見ましょう。問題ないようでしたら、翌日から徐々に触れる強さと時間を増やしながら、また様子を見ます。最終的に普通に行っても痛みを感じなくなったら、その炎症は解消されたと考えていいでしょう。「おなか白湯もみ」によって自己治癒力の働きを高め、自力で内臓の炎症の解消に成功したということです！

もし1週間ほど続けても効果がない場合や、痛みが増していくように感じた場合には、病院なり民間療法なり自分が信頼できる専門家に相談しましょう。早めに異常に気がつき、手遅れになる前に治療を行うことが可能になるのも、「おなか白湯もみ」の大事な効用です。

内臓の「慢性炎症」は万病の元

私のところにはこれまで、「病院で治らない、原因もわからない」というさまざまなからだの不調に関する悩みが持ち込まれてきましたが、結局のところ、それらの背後にあるのは**内臓の炎症**でした。「カメラには映らない。でも触れば感じられる」、そんな胃炎や腸炎、健康診断の数値には現れない肝臓や腎臓の炎症が、実にたくさんあることを皆さんにぜひ知っておいていただきたいと思います。

炎症の中でも特に問題なのは**「慢性炎症」**というものです。炎症は本来自然治癒力の働きの1つとして傷が治れば消失していきます。しかし治癒のスピードを超えてどんどん新しい炎症が生まれていくと、炎症がなくなる前に新しい炎症が重なるので、その部位はずっと炎症状態が続くことになります。これが慢性炎症です。内臓にできる慢性炎症は目に見えませんから、私たちの知らないところでずっと存在し、からだを傷め続けているのです。

私の経験上、ほとんどの慢性疾患や原因不明の不調の陰にこの慢性炎症があります。

慢性炎症ができる部位と程度、そして期間によって症状も変わってきます。

例えば「腎臓の慢性炎症」がある場合、その人は常に腰に重みを感じ、からだの動きが悪く疲れやすく、むくみやすくなります。しかし腰の重みは「腰痛」として整形外科へ、からだの疲れは「過労とストレス」として心療内科へ、むくみは「代謝の悪さ」として漢方薬局へとあちこちに行かなくてはなりません。

しかもそれで根本解決するわけではなく、「腎臓の慢性炎症」という真の原因は気づかれないまま放置されることになります。そういう事例がこの世には溢れているのです。

慢性炎症の怖さはこれだけではありません。**慢性炎症部は免疫力が及ばなくなりますか**

ら、さまざまな病原要素に対して無防備になっています。とりわけ一番怖いのががんです。慢性炎症部にがん細胞が取りついても免疫が働かず、がん細胞はどんどん増殖していき、ある日、がん検診に引っかかるのです。

あくまでも私の考えですが、実際にがんはそうやって起こっているはずです。いわゆる**がん体質の人たちは、おそらく慢性炎症体質でもあるのでしょう。**それほどに慢性炎症は病気を呼び込み、私たちの命を左右しかねないものなのです。

「おなか白湯もみ」をしていて、「痛み」や「不快感」を感じたら慢性炎症を疑いましょう。ごく軽い痛みや不快感程度なら、少しずつ「おなか白湯もみ」を続けながら様子を見ます。1週間、2週間と続ける中で不快感が減っていくようなら心配ありません。自然治癒力が働いて慢性炎症が解消されていくはずです。

しかし「痛み」が強い場合や長く続く場合は必ず専門家に相談してください。放置は一番よくないことです。もちろん強くもんで治そうとすることも絶対に避けましょう。

反応・効果⑤ 内臓下垂を改善して「下腹スッキリ」

太っていても、痩せていても、**「下腹が出ているのが嫌」**という方は年齢を問わず、大勢いらっしゃいます。

人によって痩せたい部位はいろいろあると思いますが、最後まで残ってしまうのはやっぱり「下腹」のようです。

そんな中「即、効果がある！」とまでは言いませんが、「おなか白湯もみ」は下腹ポッコリにもかなりの効果が期待できます。その根拠は、胃腸のガスの解消です。

下腹ポッコリに悩んでいる人は多くても、その原因を正しく理解している人は少ないように思います。

ほとんどの人は下腹が出ている原因を「脂肪」だと考え、脂肪を減らそうと努力します。でもその努力の方向は間違っているのです。

下腹ポッコリの最大の原因は胃腸のガスです。２番目が腸のむくみ、３番目が内臓下垂

です。

おなかの表面のすぐ下に皮下脂肪があるので、ついそれが原因と思ってしまいますが、真の原因はその奥にあったのです。「おなか白湯もみ」はこの胃腸のガス、腸のむくみ、そして内臓下垂に働きかけるので、下腹が徐々にスッキリしてくるのです。

おなかの中はぐちゃぐちゃ

ときどき来院された方に「あなたのおなかの中の内臓の配置はこうなっていますよ」と絵を描いてみせると、皆さんびっくりします。「私の胃はこんなに下がっているの？」「腸の形ってこんなになっているんだ！」とまさに目が点になります。

教科書で見るようなきれいな内臓の配置の人などほとんどいません。

おなかの中には仕切りがありませんから、胃も腸も思うように動き回ったり、大きく膨らんだり小さく縮んだりしています。ですから、おなかの中の状態は人によってまったく異なりますし、同じ人でも朝と晩では配置が変わっています。

特に注意が必要なのは**内臓下垂**です。立っている間、ずっと重力が働いて内臓を引き下げようとしています。緊張したり咳やくしゃみをしたりすると腹圧が働いて内臓をグッと押し下げます。内臓に対しては常に下方向に力がかかっていることを覚えておいてください。

各内臓の間には仕切りもなく、つっかい棒もなく、おなかのプールの中でぷかぷかと浮かんでいます。そして放っておくと重力の影響で下垂していきます。

内臓が下垂すると下腹部に胃腸が詰まって便秘や下痢になります。さらに下がった胃腸が膀胱や子宮（男性なら前立腺）を圧迫して、頻尿や尿もれ、子宮下垂・子宮脱などの原因にもなります。

このような事態を防ぐためにも、**１日に１度下がった内臓を引き上げる習慣づけをすることは、元気で長く生きていくためにとても大切です。**そのためにも「おなか白湯もみ」を行いましょう。ぐちゃぐちゃになって下がった内臓を本来の位置に戻してくれます。

そうすれば、また明日から内臓が元気に働いてくれるでしょう。

効くメカニズム①

「2種の振動」がからだの内と外から内臓をほぐす

このように「おなか白湯もみ」を行うことで、主に5つの反応が起こり得ます。そしてそれらは5つの効果を引き出すサインともいえます。

なぜお白湯を飲んでおなかをもむだけでこれほどの効果があるのでしょう。実は「おなか白湯もみ」にはこれらの効果を引き出す2つのメカニズムが隠されているのです。この章の最後に、まずはそのメカニズムの1つである**「2種の振動」**についてご説明しましょう。

「2種の振動」とは、「手が生み出す振動」と「お白湯が生み出す振動」の2つです。

「おなか白湯もみ」は、あらかじめ胃腸の中にお白湯を入れた状態でおなかをもみます。はじめに手の動きがおなかの外から内臓をゆらしていきます。そうするとゆらされた胃腸の中にあるお白湯もゆれていきます。このとき、手の振動とお白湯の振動のリズムは完全に一致せず、一種のタイムラグが生まれます。この違う波長の揺れが胃腸を内外から刺激し、組織活動を活性化させるというメカニズムです。

世間一般ではマッサージというと強く押すイメージがあるかもしれませんが、私はあまり強く押すことを良いとは考えていません。**「適度に圧をかけた状態でゆらす」**やり方が最も有効です。そのほうがよくほぐれて、もみ返しなどの悪影響も出にくいからです。

「おなか白湯もみ」はやさしい手からのゆれと、温かいお白湯のゆれの2つの振動を内臓に働かせてほぐすテクニックです。内臓を傷めるリスクはありません。しかも2種類の波長の違うゆれが内臓を内外から刺激することで、ただ単に手でほぐすよりも、2倍3倍の相乗効果を引き出すことができるのです。

効くメカニズム②

湯温と血液循環でからだを内部から温める

もう1つの特殊メカニズム**「2種の温熱効果」**について説明していきましょう。

2種の温熱とは湯温と体温のことです。湯温はおわかりだと思いますが、温かいお白湯をおなかに入れることで、からだの内側から内臓を温めることができます。直接お白湯が通る胃腸だけでなく、温まった胃腸に接するすい臓や腎臓などにも効果が波及します。もう1つの体温ですが、からだの組織はもむことで血行が良くなり、温度が上がります。これは肩や腰の筋肉に限った話ではなく、内臓も同じです。むしろ内臓のほうが密接に血管とつながっているので、ほぐすことで血流は良くなり、しっかりと温まってきます。

実際に私がおなかをもむと、多くの人が途中で寝てしまいます。「おなかが温かくなって気持ちよくてつい寝てしまった」と皆さんは口を揃えます。もみはじめは冷たく硬いおなかも、もむうちに次第に柔らかく温かくなっていきます。**内臓はもまれるのが大好きな部位だ**と実感する瞬間です。

「2種の温熱効果」は、まず「湯温」で温めて、さらに「体温」を上げて温めます。ですから、ぽかぽかしてとても気持ちいいのです。

温泉療法など、からだを温めるのが健康によいことは広く知られています。

また、がんの治療にも温熱療法が取り入れられているように、がん細胞は温められると弱ったり、死滅します。**からだを温めることは「健康で長生き」に欠かせないものなのです。「おなか白湯もみ」の2種の温熱効果は、いわばおなかの中に温泉が湧いてくるようなもの。**おなかの中で温められた血液が循環して全身の細胞を活性化してくれます。からだのどこかに潜んでいる、がん細胞やウイルス、病原菌もやっつけてくれることでしょう。

不快感（好転反応）に落ち着いて対処しよう

以上、この章では「おなか白湯もみ」によって発生する**「5つの反応」**とその反応が導く**「5つの効果」**について、ご説明しました。

ほとんどの人は自分のおなかを本格的にもんだことはありません。ですから出てくる反応一つひとつにびっくりしたり、「これはいい反応なのかな？」などと疑問を持ったりするのも無理はありません。そんなときは本章を読み返して再確認してから、また「おなか白湯もみ」を続けてください。

無理をしなければ「おなか白湯もみ」がからだに悪影響を与えることは決してありません。たとえ不快感があったとしても、そのほとんどは「よくなるための毒出し」つまり**好転反応**ですから、どうぞ落ち着いて対処してください。

むしろ**「いろいろな不快（毒素）を出しながら体質改善をしていこう」**くらいの気持ちで気長に取り組んでください。続ければ続けるほど効果が出てきます。

次章では、さまざまな生活シーンに合わせた活用法について、Q＆A方式で説明していきます。

第４章
毎日続けるための「おなか白湯もみ」Q＆A

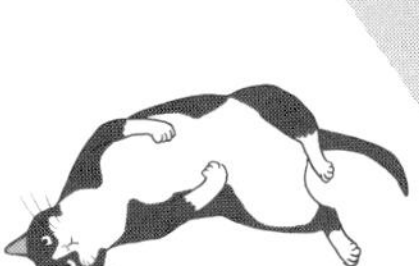

毎日続けられて気持ちいい「おなか白湯もみ」健康法

あなたの毎日はどんな生活スタイルでしょうか。

朝は早いですか？　遅いですか？
日中は外出してますか？　在宅が多いですか？
夜中は遅くまで出かけていますか？　それとも家でくつろいでいますか？

人によってさまざまなライフスタイルがある中で、優れた健康法とは、どんな生活シーンにも応用でき、かつ一定以上の効果を得られるものではないかと思います。

健康づくりのプロである私でも、めんどうな健康法は苦手です。「毎晩30分のストレッチをずっと続けています」という人もいらっしゃいますが、「すごいけど、自分には絶対にできない」と心の中で思います。

どんなに絶大な効果があると聞かされても、「わざわざ頑張らなくてはならない」ものは継続するのがなかなか難しいものです。でも何かのついで、例えば「通勤途中に歩きながらできること」なら続くかもしれませんよね。

私が大事にしているのは**「気持ちいい」**です。簡単でお手軽でも気持ちよくないことは長続きしません。「気持ちいい」からまたしたくなる。それなら毎日続けられるでしょう。ストレッチを毎晩続けられる人は、きっと「からだを伸ばすのが気持ちいい」のだと思います。

本書が皆さんに提供する「気持ちいい」は**「おなかが気持ちいい」**です。毎日24時間休むことなく頑張っているのに、普段は見向きもされないおなかを温める。そしてもんであげる。それって「とても気持ちよさそう」に思いませんか。

次のページからは、毎日正しく続けるために知っておいていただきたい「よくある質問」をご紹介します。ぜひ参考にしてください。

よくある質問①

正しい「おなか白湯もみ」のやり方を知りたい

Q お白湯の代わりにお茶やコーヒーを飲んでやってもいいですか?

A 必ずお白湯で行ってください。お白湯以外で行うと内臓に負担がかかって腹痛などを引き起こす可能性があります。また「おなか白湯もみ」には、飽食で濃度が上がり過ぎた現代人の体液を薄めて血液を浄化するという目的もあります。お白湯は速やかに腸から吸収されて循環し、汚れた血管と腎臓をキレイにしてくれます。

Q 食事の前後に「おなか白湯もみ」をしてもいいですか?

A 食事の前は大丈夫ですが、「おなか白湯もみ」後、最低でも15分はあけて食事をとるようにしてください。そして食後の2時間ほどは「おなか白湯もみ」を控えてください。胃に食べものが残っているうちは、もんだり動かしたりしないほうが賢明です。

Q お風呂の前後に「おなか白湯もみ」をしてもいいですか？

A お風呂の前後30分は「おなか白湯もみ」を控えてください。また、入浴中は「おなか白湯もみ」を行わないようにしてください。血流が一気によくなりすぎて、のぼせたり、気分が悪くなったりする可能性があります。

Q 運動の前後に「おなか白湯もみ」をしてもいいですか？

A 散歩程度の軽い運動なら問題はありませんが、息が上がるような運動の前後1時間は「おなか白湯もみ」を控えてください。理由は前のお風呂と同じです。

Q 1日何回（何分）まで「おなか白湯もみ」をしてもいいですか？

A 「おなか白湯もみ」は1日1回が基本です（1回あたり3分から5分）。もちろん2回、3回と行ってもいいですが、はじめは1日1回からスタートし、徐々にからだを慣らしていってください。大事なのは継続すること。はじめに頑張り過ぎて三日坊主になってしまうのが一番もったいないことです。

Q「おなか白湯もみ」をするときの服装で注意することはありますか？

A なるべく薄着で行いましょう。特におなかまわりは素肌かTシャツ1枚が理想です。硬いベルトやからだを締めつけるような下着は外しておいてください。

Q 枕はしたほうがいいですか？ しなくてもいいですか？

A どちらでも結構です。お好みでどうぞ。

Q お白湯は湯ざましでないとダメですか？

A あまり神経質に考えず、お湯を水で割って飲みやすい温度にしても大丈夫です。

コラム①

「朝のおなか白湯もみ」のメリット

「朝のおなか白湯もみ」は、特に胃腸の働きを活性化するのに効果があります。「朝のおなか白湯もみ」は、胃や腸の中に残っている栄養素の消化吸収を助け、腸内の老廃物の排泄を促進してくれます。もし、朝はおなかがすかないなら、朝ごはんを食べないで「おなか白湯もみ」をすると、さらに効果的です。

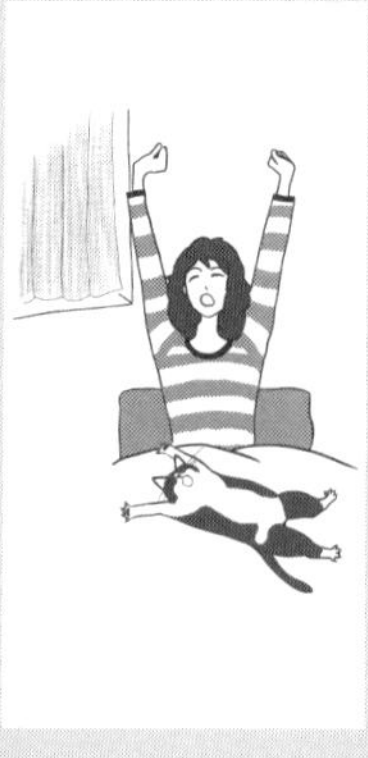

よくある質問②
さまざまなケースでの「おなか白湯もみ」

Q　お酒を飲んだあとに「おなか白湯もみ」をしてもいいですか？

A　絶対にダメです。お酒が変にまわって悪酔いするかもしれません。お酒を飲むときは健康のことはいったん忘れて大いに楽しみましょう。そしてさっさと気持ちよく寝てしまいましょう。

Q　「おなか白湯もみ」をすると腕や肩が疲れます……。

A　ちょっと頑張りすぎなのかもしれませんね。そんなときは「おなかの上にイカを乗せて幸せそうに泳いでいるラッコの姿」を頭に描きながら、「おなか白湯もみ」をしてみてください。肩こりに悩むラッコの話は聞いたことがありませんから。

Q　立っているときや座っているときに「おなか白湯もみ」はできますか？

A　立ったり座ったりしているときは、重力が内臓を下げようと虎視眈々と狙っています。

そんなときにおなかをゆるめるのは、わざわざ内臓下垂をつくるようなもの。実際、それほど簡単に内臓下垂にはなりませんが、必ず寝て行うようにしてください。

Q おなかがカチカチで、指が入らないときはどうしたらいいですか？

A 他人におなかを触られると緊張して硬くなることがありますが、自分自身で触るのですから、それが原因とは考えにくいですね。可能性が高いのは、おなかにガスが溜まってパンパンになっているケースです。そういうときに力を入れても指は決して入りませんから、「小腸もみ」をゆっくり重点的に行います。毎日続けていけば、2種の振動効果（第3章参照）によってだんだんとガスが抜け、おなかが柔らかくなっていきます。あせらずじっくりと「おなか白湯もみ」を続けてみてください。

Q お白湯を飲めないときはどうしたらいいですか？

A 胃が弱くて、お白湯や水を飲むことさえつらいという方は確かにいます。そういう人は、少しでも飲めるだけでいいので、毎日「おなか白湯もみ」を続けていくことです。

続けていくうちにじわりじわりと胃と腎臓の働きが向上してきます。反動で調子が悪くなる場合もあるかもしれませんが、そういうときはしばらく時間をおいて、また再開してください。ちょっと根気が必要ですが、頑張ってください。

Q どのくらいの強度でもむのがいいですか？

A 「痛《イタ》気持ちいい」＝少し痛いような痛くないような、気持ちいい程度が基本です。「痛いほうが効く」というのは勘違いです。

Q ひざを伸ばして「おなか白湯もみ」を行ってもいいですか？

A ひざを曲げて行うのがお勧めですが、もし体勢がつらいようでしたら、ひざを伸ばしてやってもいいでしょう。ひざの下にクッションを入れて行ってもＯＫです。

Q 途中でトイレに行きたくなったときは？

A どんどん行ってください。どんどん出してください。そして出たぶんだけお白湯を飲んでまた出しましょう。

Q もんでいる場所が合っているかどうかわからない……。

A 第2章の写真を見ながらやってみてください。章末に動画によるわかりやすい解説を収録した「わごいち」ホームページのURLと2次元コードを掲載していますので、それを通して観てから改めてやってみるのもいいでしょう。

「おなか白湯もみ」はとてもおおらかな健康法です。多少場所がずれていても効果は出ますし、続けていると自分のからだのポイントがだんだんわかってきます。

コラム②

「昼のおなか白湯もみ」のメリット

「昼のおなか白湯もみ」は血行の改善に効果があります。朝起きてから時間が経ち、仕事や家事で活動している昼間は、全身の筋肉の血流が活発になっています。またデスクワークをしている人は脳への血流が活発になっています。そんなときに「おなか白湯もみ」をすることで、さらに血行を促進する効果が期待できます。

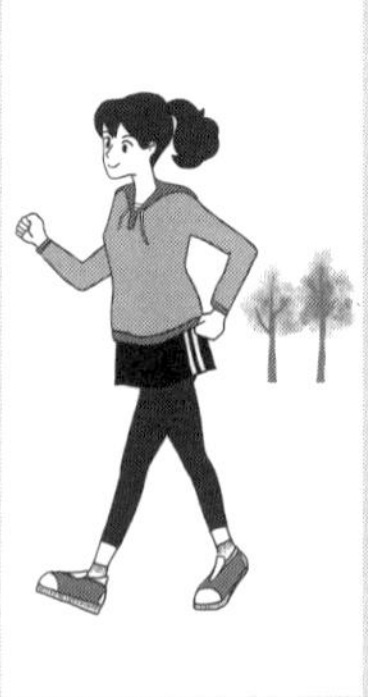

Q おなかの中がゴロゴロ鳴っていても続けていいですか？

A ゴロゴロでも、ギュルギュルでも、チャポチャポでも、おなかの音が鳴るのはとてもいいことです。内臓に刺激が加わって、よい方向に向かっている証拠です。痛みさえなければ安心してください。

よくある質問③ 不調なときの「おなか白湯もみ」について

Q おなかが筋肉痛のときに「おなか白湯もみ」をしても大丈夫ですか？

A そういうときは、いたわるように「押すのではなくゆらす」ことを心に留めて行ってみてください。

Q 骨密度が低くても「おなか白湯もみ」をして大丈夫ですか？

A 問題はありませんが、くれぐれも骨を強く押さないように気をつけてください。特に「腎臓をもむ」ときに肋骨と背骨に手が当たらないよう、また「胃と胆のうをもむ」

ときに肋骨に手が当たらないよう、十分気をつけてください。

Q 循環器系の病気を抱えていますが、「おなか白湯もみ」をしても大丈夫ですか？

A 程度によりますので、本書の第2章をかかりつけの先生にみせて相談してみてください。

Q 不眠症気味ですが、「おなか白湯もみ」は効果ありますか？

A 寝る直前に試してみる価値はあるかもしれません。その際は「寝たい、寝たい」と必死に頑張らずに、「おなかを気持ちよくもむこと」だけを心がけるといいでしょう。

Q 肩が痛くて「腎臓もみ」の体勢がとれません。

A 手を背中側に回すのがつらい方は、手の代わりに固く巻いたタオルやテニスボールなどを腰の下に入れて「腎臓もみ」を行ってみてください。

Q おなかが痛いときには「おなか白湯もみ」をしたほうがいいですか？

A しないほうがいいでしょう。腹痛のときはタオルを巻くなどおなかを温かくして、からだを丸くして横向けに寝るのが一番です。人間以外の動物はみなそうして治しています。

Q 下痢気味のときに「おなか白湯もみ」をしてもいいですか？

A ダメではありませんが、お白湯を飲むとさらにおなかを下してつらくなるかもしれません。それもデトックスと考えて、アグレッシブに行うのも1つの方法ですが、そんなチャレンジをしたくないなら、右の腹痛時と同じ対応をお勧めします。

Q 生理中や妊娠中に「おなか白湯もみ」をしてもいいですか？

A 生理中のときはぜひお勧めします。特に生理がはじまる数日前から行うと、生理痛の緩和につながります。また、妊娠中は絶対に「おなか白湯もみ」をしないでください。

Q 風邪をひいているときに「おなか白湯もみ」しても大丈夫ですか？

A 考え方によります。風邪に罹患したとき、「おなか白湯もみ」をすることで症状がより促進される可能性があります。これをどう考えるかです。「どんどん症状を出して、からだの大掃除をしよう」と考える人は「おなか白湯もみ」を試してみてもいいでしょう。「なるべく症状が出ないように咳止めや解熱剤を飲もう」という考え方の人はやらないほうが賢明です。

コラム③

「夜のおなか白湯もみ」のメリット

「夜のおなか白湯もみ」は、特に腎臓と肝臓の機能調節に効果があります。腎臓や肝臓は寝ている間に血液の浄化を続けています。寝る前に「夜のおなか白湯もみ」を行うことで、腎臓と肝臓のコンディションが整い、睡眠中の血液浄化活動がスムーズになります。

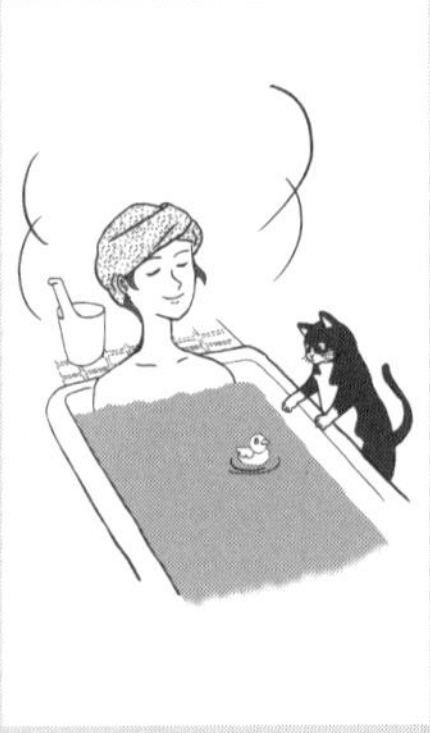

よくある質問④

聞いておきたい！「おなか白湯もみ」エトセトラ

Q 他人に「おなか白湯もみ」をしてもいいですか？

A 「おなか白湯もみ」は自分自身に行うためのセルフケアメソッドです。自分のおなかなら感触がわかりますが、他人がどう感じているかはわかりませんね。他人のおなかをもむのは危険な場合もありますので、もむのは自分のおなかだけにしましょう。

Q 子どもに「おなか白湯もみ」をやらせてもいいでしょうか？

A 遊び感覚でやらせるのはいいでしょう。自分のおなかに触れるという習慣を子どもの頃から持っておくのはとてもいいことだと思います。しかし、親が必死になって無理強いすることは避けてください。また、おへそを触らないように見守ってください。

Q　二日酔いにも「おなか白湯もみ」は効果がありますか？

A　私も試してみましたが効果はゼロです。苦しみながら飲み過ぎを反省するばかりです。

Q　おなか痩せできますか？

A　太っている人の多くは胃が肥大しています。「おなか白湯もみ」を続けていくと胃が小さくなっていきますから、おなかがへこんでくるし、食事量が減るため自然と体重も減っていきます。ちょっとした合間の時間にコツコツと続けるといいですよ。

Q　「おなか白湯もみ」はもの忘れにも効きますか？

A　確たるデータは取れていませんが、元気な内臓で血液を浄化して、血行が改善すれば、脳細胞にもきっとよい影響を与えるはずです。

Q　「おなか白湯もみ」はがんに効きますか？

A　がん予防には効くはずです。私がおなかをもんでいる人は、99％がんになっていません。また、すでにがんに罹患している人も部位にもよりますが、徐々に試していけば効果が期待できると思います。

「よくある質問」、あなたのご参考になったでしょうか。

おそらくほとんどの方は、「おなか白湯もみ」を行えば、なんらかの反応や効果が得られるはずですが、中には「どうやっても、うんともすんとも反応がない」というガンコなおなかの持ち主もいらっしゃるかもしれません。

次章ではそういう「ガンコなおなか」をお持ちの方にも効果が期待できる、とっておきの方法をお伝えします。どうぞ楽しみにページをめくってみてください。

第5章
ガンコなおなかに効く！ とっておきの方法

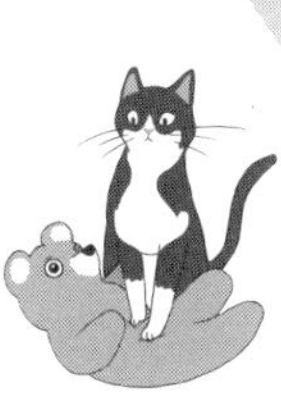

「おなか白湯もみ」でありがちな4つの間違い

ここまでの第1章から第4章で、「おなか白湯もみ」のやり方や効果についてご説明してきました。

「おなか白湯もみ」は誰にでも簡単にできて、ほとんどの人に反応や効果が期待できます。

しかし世の中にはいろいろな体質を持った方がいるのも事実です。同じことをやって効果が出やすい人もいれば、出にくい人もいます。

例えばいくら下剤を飲んでも、ちっとも効かない人もいます。

せっかく本書を手に取ってもらったのですから、著者として皆さん全員に効果をぜひ実感していただきたい。そういう思いからこの最終章で、ガンコなおなかにも効く取り組み方と、とっておきの方法をご紹介いたします。

もちろん、すでに大きな反応や効果を得ている方も、さらなる効果が期待できますよ。

では、「とっておきの方法」をお教えする前に、「おなか白湯もみ」のありがちな間違いについて説明しておきましょう。

なぜなら本来は効果が出るはずなのに、やり方を間違えているために効果が実感できないということが結構あるからです。**どんな優れたメソッドでも、どんなに頑張っても、やり方を間違えていては、すべて無駄になってしまうのは当然です。**

効果が出ている人も、まだ出ていない人も一度チェックしてみてください。

ありがちな間違い①　お白湯の温度が低すぎる

特に夏場に注意したいのですが、「同じ水だからいいんでしょう?」とばかりに、冷たい水を飲んで「おなか水もみ」をするのは大間違いです。

「冷蔵庫で冷やした水を一気に飲んで、わざとおなかを冷やして下す」。そんな荒業もあるかもしれませんが、そんなことを続けていては、内臓の働きを弱めてしまいます。

「おなか白湯もみ」は、おなかの中から温泉のようにじんわりと温め、もみほぐす健康法です。**必ず体温以上、50度から60度くらいのお白湯で行うようにしましょう。**

ありがちな間違い②　息を止めてもんでいる

必死に頑張り過ぎるあまりに、知らぬ間に息を止めておなかをもんでいる方が、ときどき見受けられます。息を止めると内臓が固まってしまい、いくら押してもゆらしても何の効果も得られなくなってしまいます。

おなかをもむ際は息を止めずに、おなかをもむリズムに合わせて「ハッハッハッハッハッ」あるいは「ホッホッホッホッホッ」と小さく小刻みに息を吐き出すようにしてください。

吐くことにさえ意識を向けていれば、吸うほうは自然にできます。水泳の息継ぎと同じ理屈です。

ありがちな間違い③　力を入れ過ぎている

「とにかくマッサージは強いほうが効く。痛いくらいのほうが効果的」と思い込んでいる人がいます。でもそれは勘違いです。イソップ寓話に『北風と太陽』という物語がありますが、あの北風と同じように、しっかりほぐそうと思って力を入れれば入れるほど、ほぐされるおなかのほうは固く身を守ろうとして、ほぐそうとする指と喧嘩します。それでは思うようにほぐれません。

おなかはからだの中でも特にデリケートな場所で、内臓は強く押されたり、強くもまれたりすることがとても苦手です。ですから力を入れてもむのは「おなか白湯もみ」では間違いなのです。

頼りなく感じても、奥までゆったりとゆらすように心がければ、必ず効いています。

ぽかぽかとした太陽をイメージしながら、**「押すのではなくゆらす」「痛くではなく気持ちよく」**。ここを間違わないようにしましょう。

ありがちな間違い④　リズムが早すぎる

力の入れ過ぎと並んでありがちな間違いです。せっかちに成果を求めすぎるあまり、せかせかと早いリズムでもみ過ぎていませんか？

「おなか白湯もみ」の効果の半分は、おなかの中の**「お白湯のゆれ」**から生み出されます。

海の大波のようにゆったりと、**おなかの中のお白湯を大きくゆらすリズムでもみましょう。**

あせってリズムが早くなりすぎると、ゆれの波が小さくなって効果が半減してしまいます。おなかの中で海のように寄せては引くお湯のイメージを常に忘れないでください。

いかがでしたか。以上4つの「ありがちな間違い」を確認しました。このような間違いはしていないでしょうか。

もし今は間違っていなくても、「おなか白湯もみ」を続けているうちに、いつの間にか我流になり、間違ったやり方をしてしまう人も少なくありません。ときどき本書に戻って、「ありがちな間違い」をしていないかチェックしてください。

では次に、「やり方は間違っていないのに、それでも何の反応も効果も得られない人」について、なぜそうなのかを考えてみましょう。

「おなか白湯もみ」の効果が出にくいおなかとは

毎日コツコツと続けている。ありがちな間違いも犯さず、正しくできている。それなりにからだに何の反応もないし、何の効果も感じない。不幸にもそういうガンコなおなかの持ち主がいらっしゃることも事実です。

この「ガンコなおなか」とは、いったいどんな状態になっているのでしょう。なかなか効果が出にくい「ガンコなおなか」について説明します。

①　極端に痩せているおなか。さらに冷え性のおなか

極端に痩せ体質な人。太りたくても太れない人。食べたくてもたくさん食べられない人。そういう人のおなかは、「おなか白湯もみ」をしてもなかなかすぐには動いてくれないかもしれません。なぜなら、**胃腸が萎縮して硬くなってしまっているからです。**

こういうおなかの持ち主は、水を飲むことさえ非常に苦痛です。水を飲むだけで、すぐにおなかが張って苦しくなってしまいます（このつらさを周囲の人はわかってくれませ

ん)。さらに**胃腸が硬いだけでなく、血行不良のため、おなか全体が硬く冷たくなっています。**

おなかにお白湯を入れようとしても、そもそもそんなに飲めません。

また、おなかをもむにも硬すぎるし、肉厚もないので指が入りません。弾力にも乏しいので上手くゆらすことも難しいのです。

というわけで、胃腸が硬いおなかは最初「おなか白湯もみ」の反応が出にくいものです。**しかし時間は多少かかっても、粘り強くお湯の量ともむ回数を増やしていけば、少しずつおなかが柔らかくなっていきます。**胃や腸に血液がまわり、本来の働きが戻ってきます。

長期戦になる可能性は否定できませんが、継続さえしていれば、徐々に効果は出てくるはずです。

② 便秘症のために何年も下剤を飲み続けているおなか

ほとんどの便秘症の方に「おなか白湯もみ」は有効ですが、何年にもわたって毎日下剤を飲み続けている人には、効果が出にくい場合があります。もめどもゆらせども何の反応もないかもしれず、念願の自然なお通じに至るまでには、時間がかかるかもしれません。
それはなぜかというと、**下剤を飲んで便を出している人は、腸の働きがほとんどマヒ状態に陥っているからです。**

腸という臓器は、胃から消化物が流れてくると自動的に動いて栄養素を消化吸収するようにできています。いわゆる蠕動《ぜんどう》運動というものです。しかし生活習慣やストレスなど、なんらかの理由で腸の動きが鈍ると便秘になってしまいます。

たまに便が出ない日があるという程度ならあまり気にしなくてもいいのですが、重度の便秘のため、毎日下剤を飲んで便を出すような生活を何年も続けていると、腸が自分で働くことを忘れてしまい、強い下剤の刺激なしでは動かないようになってしまうのです。

こういう腸にお湯を入れてもんでも、マヒ状態になっている腸が活発に動くようになるまでには、かなりの時間を必要とします。

こういう場合は、お通じのことはあえてあまり気にせず、柔らかいおなかを作ることに専念しましょう。そのほうがかえって効果が出やすくなります。

③ 腎臓が弱っているおなか

「おなか白湯もみ」をして、効果が出ないだけならまだしも、「思わぬ痛みや疲労感に襲われて苦しかった……」という方もときどきいらっしゃいます。

そういう人は、もともと内臓のどこかが傷んでいたと考えられます。**今まで隠れていた傷みが「おなか白湯もみ」によって顕在化したわけです。**

いわゆる**毒出し、好転反応**ともいいますが、その可能性が最も高いのが「腎臓が傷んでいる」ケースです。

腎臓はコーヒーフィルターのようなもので、血液の汚れをろ過して老廃物を分離し、尿をつくる臓器です。しかし何年間にもわたって睡眠時間が短かったり、過労が続いたり、加工食品ばかり食べるような生活を続けてきた人は、腎臓に負担がかかって傷んでいる場合があります。

腎臓が悪い人は、背中と腰の間あたりを重く感じたり、痛みを抱えていたりします。また疲れやすかったり、顔色が優れないという症状が出ることもあります。

もともと腰に爆弾を抱えているようなものなのですから、「おなか白湯もみ」をすると、その爆弾に引火して背中や腰が痛くなることがあるのです。

こういう方は、きっとつらいとは思いますが、少しずつ「おなか白湯もみ」を続けましょう。**湧き起こる疲労感は腎臓の毒出しが原因です。感じる痛みは傷んだ組織を治すための反応です。**生活に支障がない範囲で、毒を出しながら「おなか白湯もみ」を続けて、腎臓を回復させていきましょう。

このように「おなか白湯もみ」をしても、効果が出にくいおなかや、痛みや疲労感を誘発してしまうおなかもあります。しかしそれもすべてあなた自身の「今のありのまま」のおなかであり、「治そうとしている」おなかのあらわれであるともいえます。

効果が多少出にくくても、それを嘆いてあきらめていては、何も問題は解決しません。過去ではなく、今が大事です。今何をするか。どんな未来を引き寄せるかを考えましょう。

そんなこれからを見据えるあなたに、（少し荒療治になりますが）とっておきの方法を紹介します。

「おなか白湯もみの日」の制定をお勧めします！

さて「おなか白湯もみ」をやってみて、すぐ効果があった人にも、それほどなかった人にも、ぜひチャレンジしていただきたい、とっておきの方法をご紹介します。

それが**「おなか白湯もみの日」**の制定。すなわち「おなか白湯もみ」漬けの1日を作ることです。

通常の「おなか白湯もみ」は1日1回、1回あたり3~5分程度で終わりますが、「おなか白湯もみの日」は1日のうちに何度もそれを繰り返します。

1回3~5分の「おなか白湯もみ」を1日の中で5回、10回と行うのです。

この「おなか白湯もみの日」の目的は、もちろんいつも以上にしっかりと内臓をもみこんで、より強力におなかの状態を改善し、からだ全体の血行をよくすることにあります。

また食事も極力控えることで、強力な胃腸のデトックスを行います。

食事の代わりにお白湯をどんどん流し入れてもんでいきます。一種のプチ断食に近いかもしれませんね。

そのようにして、からだを内側からどんどん浄化していくことが目的です。

実際に挑戦した人たちからは、

「すごくおしっこが出た」

「何度も便意をもよおしてトイレに駆け込んだ」

「おならがたくさん出た」

「いつも出ないゲップが出るようになった」

「翌朝のおなかがすごくスッキリへこんでいてびっくりした」

などなどの報告が寄せられています。


では、「おなか白湯もみの日」のモデルスケジュールを紹介しましょう。

「おなか白湯もみの日」1日のスケジュール

・朝起きたら白湯を飲んで、1回目の「おなか白湯もみ」。朝食は抜く
・午前中に3回ほど「おなか白湯もみ」
・昼食は抜く。もしくはお湯が多めのおかゆ。2時間後に「おなか白湯もみ」
・午後に3回ほど「おなか白湯もみ」
・夕食も抜く。もしくはお湯が多めのおかゆ。2時間後に「おなか白湯もみ」
・入浴30分後に「おなか白湯もみ」。さらに就寝前に「おなか白湯もみ」

まったくこの通りにする必要はありませんが、例えばこのモデルスケジュールのように行えば、**1日で10回以上の「おなか白湯もみ」を実践することが可能です。**

そのたびにお湯をおなかに通してもむのですから、想像するだけでもすごく効きそうですよね（実際、よく効きます）。

もちろん先ほどお話ししたように「腎臓が弱い人」や「お白湯を飲むのもつらい人」などは、無理をしない範囲で通常の「おなか白湯もみ」を続けていけば十分です。

続けていく過程で自信がついてきたら、1日2回や3回というふうに徐々にステップアップしてみましょう。無理をして苦しくなり、嫌になってやめてしまうというのが一番残念なことです。

また「おなか白湯もみの日」は月に1回程度のペースであれば、何回でもトライできますから、1回目は軽めにやってみて、様子を見ながら強度を上げていくのも賢い方法です。

あせらないことが何より大事です。私たちとおなかとは生まれてから死ぬまでの長いお付き合いですから、じっくりと、少しずつ「おなか白湯もみの日」を進化させていけばいいのです。

なお、「おなか白湯もみの日」を行ってよい条件は以下の通りです。

◎1週間以上、「おなか白湯もみ」を続けてきて、特に問題がない。

◎1カ月に1回以上は行わない。
◎自宅など落ち着いた環境で行う（トイレを気兼ねなく使える環境）。
◎他に特別な用事のない休日に行う。
◎食事は抜くか、お湯が多めのおかゆにする。
◎決して無理をしない。

何度も強調しておきますが、無理だけは絶対にしないでください。「おなか白湯もみ」は1日1回3分だけでも続けていけば、十分な効果があります。

それに対して「おなか白湯もみの日」は、その何倍もの効果が期待できますが、よく効く薬の副作用がきついのは、皆さんもご存知の通りです。

体力が低下している人、療養中の人、高齢者の方は特に注意して、通常の「おなか白湯もみ」の反応を見ながら無理のないように、「おなか白湯もみの日」のステップへ徐々に移行していくようにしてください。

効果が出ない人こそ「おなか白湯もみ」を続けてください

この特別な「おなか白湯もみの日」でも何の変化も効果もない人は、よほど内臓の働きが鈍っていると考えられます。そういう人は、とにかく毎日1回の「おなか白湯もみ」と月に1度の「おなか白湯もみの日」のサイクルをずっと続けていくことです。

とにかく内臓と血管の中をきれいにし、温めて、刺激を与え続け、内臓の働きが本来のものに戻るまで続けていくしかありません。そして、それが最善の方法です。

実際に私がこれまでもんできたさまざまなおなかを思い返してみると、病院で「原因不明」とされた不調を持つ人に限って、複数の内臓の傷みが重なり合い、悪影響を及ぼし合っていました。

例えばこんな人がいました。

若くして無月経でかつ便秘症で、からだ中がむくんでいて、それでいて胃腸が弱く、痩せ過ぎに悩む女性がやってきました。彼女の場合は胃と子宮と腎臓がとても傷んでいて、病院でも手の打ちようがない状態でした。

それから私のところへ通院するようになり、半年後に生理は戻ってきました。胃も腎臓もずいぶんよくなりましたが、それに至るまでには数年を要しました。深刻に傷んでしまった内臓を元に戻すには、ある程度の年月と継続的な努力が必要なのです。

ただ逆に考えれば、それだけの努力を続けることで、治らないとあきらめていた内臓の不調もちゃんと回復するのです。

腎臓が傷みきって腎不全になったら、一生透析治療を受けなければなりません。

しかしその手前で踏み止まって、「おなか白湯もみ」で整えていけば、腎臓の働きが戻ってくることも可能になります。これは糖尿病でも同じです。**内臓はいくら弱っていても、かすかにでも動いていれば、また働きを取り戻してくれる可能性を秘めているのです。**

ですから、むしろあきらめるほどのからだの不調を抱えている方こそ、じっくりと「おなか白湯もみ」に取り組むことに大きな価値があるのではないかと私は考えます。

お医者さんでも治せない「体質」を変えてしまおう

医学や医療技術が格段に進歩した現代社会でも、**「治らない病気」「原因のわからない不調」**はたくさんあります。病院をたらいまわしにされて、いくら検査をしても原因がわからず、処方される薬はどんどん強いものになっていき、それでも治らないと訴えると「ストレスによる心の問題だから心療内科に行きなさい」と言われる。そんな患者さんたちがたくさん私のところにやってきます。

私は医者ではないので、世間一般の病院のような診察はしません。血液検査もしないし、レントゲンも撮りません。ただ手を当てて、おなかの中の様子を探るだけです。

失礼な言い方かもしれませんが、お医者さんも決して万能ではありません。おなかの中のことがすべてわかるわけではないのです。

胃カメラは胃という袋の内側しか見ることができません。レントゲンで胃が下がっていることが確認できても、下がった胃に押されてつぶれそうになっている腎臓のことはわかりません。あるいは胃拡張に押されて、すい臓や腎臓がどのくらい腫れているかもレントゲンではわかりようもありません。また、血液検査でわかる数値は血液のすべての成分を表しているわけではありません。

結局、**この世にあるさまざまな「治らない病気」や「原因のわからない不調」がいつまで経っても減らないのは、私たちがお医者さんにすべてを任せてしまっているからだと思うのです。**自分のからだのことなのに、自分自身で不調の真相を探ろうとせず、お医者さんという他人、医療機器という冷たい機械に頼り切ってしまうから、おなかの中で起きている異常に気づかないまま、さまざまな病気を招いてしまっているのではないでしょうか。

お医者さんが治せるのは症状です。**あらゆる病気は、その人の体質に何らかの問題があって、その体質から病気という症状となって噴き出しているのです。**

病院はその噴き出した症状を治めているだけなのです。

この問題がある体質を変えられるのは、お医者さんではなく自分自身です。自分でみずからの体質を変えていくしかないのです。そして自分自身で体質を変えていく有効な手段の1つが、この「おなか白湯もみ」なのです。

自分を変えることができるのは自分自身だけ

ここまで、私が約20年にわたって培ってきた経験を総動員し、皆さんが自分で取り組める最大級のセルフケアメソッド「おなか白湯もみ」についてご紹介してきました。

本書に込めた願いはただ1つ、**〈自分のおなかを信じてください〉**ということです。

人は誰しも例外なく老いていきます。体力も落ちるし、髪は白くなるし、眼は見えにくくなるし、昔できたことができなくなっていきます。そのたびに「ああ、歳をとったな」と自分の老いを自覚していきます。

老いの自覚は、往々にして自分自身へのあきらめにつながります。だんだんと歳をとっていくのは仕方ない。体力が落ちていくのは仕方ない。あれができないことも、これができないことも仕方ない……。

そういうふうに自分自身に対して、自分のこれからの人生に対して、知らず知らずのうちに後ろ向きになり、自分への評価を下げていきます。

でも本当はそんな必要はないのです。

どんな年齢の人でも、どんな病気を抱えている人でも、からだの真ん中のおなかが元気になれば、きっと自信が戻ってきます。「自分はまだまだよくなれるのだ」と。

歳をとったからと外出が減り、趣味を失い、友達付き合いもなくなる。なぜそういう生き方になるかといえば、「もう先は下っていく一方だから」という思い込みからです。でも本当はそんなことはないのです。

あなたのおなかには余力が残されている

あなたのおなかは、きっとまだ余力を残しています。何らかの不具合があって、その潜在能力を発揮しきれていないだけです。

私は数えきれないほどの人のおなかをもんできましたが、1人としてその力を100％発揮しているおなかの持ち主はいませんでした。みな大なり小なり、何かの原因があって40％とか50％くらいしか力を発揮できていないのです。

おなかの中にはまだもっとよくなる力が眠っているのに、その可能性に気がついている人はあまりいません。そのことがとてももったいないと思いました。だから私は、おなかをもむ仕事を今日も必死でやっているのです。

あなたのおなかの余力をあと５％だけ引き出すことが、「おなか白湯もみ」ならきっと可能です。わずか５％引き出すだけでも、必ず変化を感じます。手ごたえを感じるはずです。もう枯渇してしまったとあきらめていた力が、自分のからだの内側から湧き上がってきて、きっと嬉しくなることでしょう。

そうなればもっと自分のおなかの力を信じたくなり、さらに可能性を引き出していくことができるはずです。これが「おなか白湯もみ」の本当の価値なのです。

本書でお伝えしたかったテーマは「健康で長生き」です。おなかという、からだのど真ん中から湧き出す力を大事にして、楽しく長生きしましょうという本です。おなかの中から湧いてきた力が、今後のあなたの人生にどんな素晴らしい影響を与えてくれるか、とても楽しみです。

おわりに

人間には「理論型」と「感情型」の2つのタイプがあるとよく聞きます。

理論型の人は物事を客観的に理解し、できる限り合理的に判断しようとする人です。

感情型の人は喜怒哀楽といった感情に素直に生きようとする人です。理論型の人は理屈の通らない気分で行動することを嫌いますが、その反面、硬直した考えに縛られがちです。

感情型の人は自分に素直な代わりに、まわりの人を巻き込んで振り回す傾向があります。

一般的に男性には理論型、女性には感情型が多いともいわれます。

長年ハラ揉みという仕事をしている中で、人にはもう1つ別の型があるように感じてきました。それは、「本能型」ともいうべきタイプです。「自分はこれがしたい。これが欲しい。これじゃなきゃ嫌だ」という人の本能、欲望に忠実な人です。


人が生まれてきたときにあるのは欲だけです。赤ちゃんが理論的におっぱいを飲むわけではありません。ただおっぱいを欲して飲みます。「うんちの時間だ」と考えて排泄するわけではありません。ただ出したいからうんちを出します。これが本能であり、欲です。

そのようにもともと欲の塊として生をスタートする人間に、おっぱいが美味しいと〝喜楽〟の感情が、抱っこしてもらえないと〝怒哀〟の感情が芽生えてきます。

さらに成長する過程で、どうすればおっぱいをもらえるか、抱っこしてもらえるかを学習し、他人とうまく共存することを考えるようになります。つまり損得勘定が生まれて、理論を発達させていくのです。

わごいちで「ハラ揉み」をしていると、世の中のほとんどの人は理論、あるいは感情で生きているように見受けられます。本能をむき出しにして生きようとしている人はほとんどいません。欲にかられて生きることは他の人たちの迷惑になるから、なるべく自分をうまく制御しながら生きていこうとします。そしていつしか自分の欲を見失っていきます。

私のハラ揉みを受ける人たちは、健康面以外にもさまざまな相談事を抱えてきます。家族関係だったり、恋愛関係だったり、職場の人間関係だったり、会社やお店の経営相談だったり、仕事の悩みだったり、生き方の相談だったりします。

私はその人たちと言葉を交わしながら、表情や声の様子を観察しながら、そしておなかに触れながら、その人が本当に欲していることを探していきます。

最初は理屈っぽかったり、感情的だったりしますが、それらを受け止めて整理しながら「あなたの本当に欲しいものは何か」と問い続けておなかをもんでいくと、その方が普段隠していた「自分が本当に欲していること」が次第に見えてきます。涙を流す人も少なくありません。そこまで行きつくと、皆さん非常に深い満足感を得てお帰りになられます。

なぜそういうことが起こるかというと、人は頭で理論を作り上げ、心で感情を湧き立たせますが、「欲」という本能をハラの奥底に隠しているからです。私はその方のハラの底にある「自分が本当にしたいこと」を掘り出します。そうすれば「自分は何をしたらいいのか」がわかってくるのです。

私たちは成長するにつれ、「人に迷惑をかけてはいけない」という常識で固められていきます。もちろんそれはとても大事なことです。皆が本能の赴くままに生きていったら世界は大変なことになるでしょう。だからといって自分の欲、つまり「自分が本当にしたいこと」を見失ったまま生き続けて、果たして「本当の幸せ」が見つかるものでしょうか。

本書は皆さんに健康で長生きをしてほしいと思って書いた本ですが、密かに「自分が本当に望む生き方」を見失わないで生きてもらいたいという願いも込めています。毎日3分でいいので「おなか白湯もみ」を続けてみてください。理論と感情を一時休めて、自分のおなかが何を欲しているか、ゆっくりと耳を傾ける時間を過ごしていただけたら幸いです。

この本を作るにあたり、体験談を書いてくれた「わごいち」会員の皆さん、仕事が的確なカメラマンの門馬央典さん、大事なおなかを撮らせてくれたモデルの前田悠衣さん、ねこちゃんで癒しを添えてくれたイラストレーターの小林由佳さん、ブックデザインや校閲、印刷など専門家の皆さん、親身にご監修いただいた寺田武史先生、本書を刊行する機会を与えてくださったワニ・プラスの佐藤俊彦社長はじめ社員の皆さん、ワニブックスの皆さん、いつも一緒に泣き笑いしてくれる弟子の参尽と紙鳶、愛する妻と娘、そしてこんな私に粘り強くお付き合いくださった宮﨑洋一編集長、本当にありがとうございました。

この本が1人でも多くの方の不調を軽減し、健やかな人生の支えとなることを願います。

2020年12月

三宅弘晃

監修を終えて

寺田武史（医師／「アクアメディカルクリニック」院長）

昨今、あらゆる病気の原因は「炎症体質」にあると考えられています。痛くて抜かなくてはいけない虫歯がある、入院しなくてはならない40℃の発熱、手術しなくてはいけない動けないほどの腹痛、などはわかりやすい「急性炎症」です。

しかし、喉の奥に不快感がある程度の「上咽頭炎」、痛みを感じない「歯周病」や「脂肪肝」、そして「腸漏れ症候群」といわれている「リーキーガット症候群」など、これといったつらい症状はないけれども、尖っていない針の先でトントントントン突かれて痛みも感じないような刺激がずっと続く状態、これが「慢性炎症」です。

もちろん、「遺伝的要因」や「環境的要因」も関係してきますが、慢性炎症がさまざまな病気の大きな原因です。最近ではうつ病や認知症も慢性炎症が原因と考えられはじめましたし、ストレスや不眠、老化、肥満も慢性炎症の原因となります。

「おなか白湯もみ」により腹腔内の血行が改善され、リンパ液の流れがよくなると大腸はスムーズに仕事を開始し、老廃物の排泄、つまりデトックスがはじまります。

そしてもうひとつ大切な効果が「おなか白湯もみ」により、自律神経のバランスを整えることで免疫力が高められるということです。これはどういうことでしょうか？

小腸は食べものを消化・吸収する働きのほかに、粘膜面にパイエル板という腸管関連のリンパ組織を有し体内の免疫を司っています。白血球には大別すると顆粒球《かりゅうきゅう》、リンパ球、単球があり、そのうち顆粒球とリンパ球は他の臓器と同様、自律神経の支配を受け活性化しています。実は顆粒球とリンパ球は交感神経レセプターと副交感神経レセプターを発現しており、交感神経の緊張が持続すると顆粒球（主に好中球）が過剰に産生され、反対に副交感神経が優位になるとリンパ球の産生が促進されます。どちらが多いといい、というわけではなく、交感神経、副交感神経、つまり自律神経のバランスをうまくとることが大切で、これが「おなか白湯もみ」による免疫力アップの理由です。

１００年に1度といわれ、全世界を大パニックに陥れている新型コロナウイルス感染症に立ち向かうためにも、さまざまな「病」の原因となる慢性炎症改善にも、自身の自律神経バランスを整えることは必須というわけです。

【著者】　三宅弘晃（みやけ・ひろあき）

1972年滋賀県生まれ。大阪外国語大学外国語学部英語学科卒。整体院「ハラ揉みわごいち」主宰。一般社団法人丹足普及協会・千照館代表理事。開業当初からゴッドハンド整体師としてテレビや女性誌等で取り上げられ、腸セラピーブームの火付け役となる。「治癒力の源はおなかにあり」を信念に、施術および研究に没頭し「ハラ揉み術」を完成させる。また、セルフおなかケア法として「おなか白湯もみ」を開発。著書に『「おなか美人」ダイエット』（中経出版）がある。

【監修者】　寺田武史（てらだ・たけし）

1968年生まれ。東邦大学医学部卒。医療法人社団健静会アクアメディカルクリニック院長。臨床分子栄養医学研究会認定医、細胞環境デザイン学認定医。消化器がん専門医の立場から「人はなぜ病気になるのか?」を考え、理想の医療を追求するため東京都江東区亀戸で開業。専門の消化器疾患をはじめ、内科、外科、漢方内科と幅広い分野での診察と、分子栄養医学を駆使した病気の根本治療をモットーに日々診療に励んでいる。趣味はトライアスロンで、世界各地のIRONMANレースを転戦中。

1日3分で長引く不調が改善！

「おなか白湯《さゆ》もみ」健康法

2021年2月10日　初版発行

著者　三宅弘晃
監修者　寺田武史

発行者　佐藤俊彦
発行所　株式会社ワニ・プラス
〒150-8482
東京都渋谷区恵比寿4-4-9　えびす大黒ビル7F
電話　03-5449-2171（編集）

発売元　株式会社ワニブックス
〒150-8482
東京都渋谷区恵比寿4-4-9　えびす大黒ビル
電話　03-5449-2711（代表）

ブックデザイン　柏原宗績
撮影　門馬央典
イラストレーション　小林由佳
DTP　小田光美（オフィスメイプル）

印刷・製本所　シナノ書籍印刷株式会社

 ISBN 978-4-8470-9997-7
ワニブックスHP　https://www.wani.co.jp